YES! 修訂版

我把牙齒
變白、變美、
變健康了！

台北醫學大學牙醫學系教授
鄭信忠 博士 ◆ 著

目 錄

Part 1 建立正確觀念

目 錄

Part 2 認識牙齒美容

Part 3 牙齒美容自我诊斷

Part 4 牙齒美容看醫生&用藥

目錄

Part 5 牙齒美容飲食&保養

執行牙周韌帶切割術 / 咬合調整 / 改正不良口腔習慣 /
注意下顎生長發育與遺傳因素 / 智齒的拔除

◎牙齒美白後應如何保持效果？ 128

- 牙齒漂白後維持效果之注意事項 ◆128

Part 6 牙齒美容預防保健

◎如何保護牙齒健康？ 132

- 保護牙齒健康的方法 ◆132
- 均衡攝食與正確的飲食習慣 ◆133

◎吃哪些食物可以增加牙齒健康、美麗？ 134

- 各式營養對牙齒健康的影響 ◆134

◎氟對預防齲齒之效用 140

- 氟對抵抗齲齒的機轉與作用 ◆140
- 各種含氟製品之使用 ◆141
- 氟的安全性 ◆143

◎正確刷牙與使用牙線 144

- 刷牙的目的 ◆144 　　• 各種常用刷牙方法比較 ◆145
- 貝氏刷牙法 ◆146 　　• 雙手操作牙線 ◆148

◎如何挑選牙刷與牙線？ 150

- 選擇牙刷的考慮要點 ◆150 　　• 電動牙刷的選擇要點 ◆151
- 選擇牙線的考慮要點 ◆152

◎如何挑選牙膏與漱口水？ 154

- 牙膏組成與成分 ◆154 　　• 選擇牙膏要點 ◆156
- 漱口水組成與成分 ◆157

◎多久應該看牙醫？ 158

- 回診之間隔與檢查項目 ◆158

給你一口漂亮的牙齒

「牙痛不是病，痛起來要人命」一個人從小到大，很少有不受牙痛之苦的，不管是長牙、換牙、掉牙、蛀牙、裝假牙，都是痛苦的經驗，而老人的健康，更與牙齒息息相關。

以前大家關心的是牙齒「痛不痛」，現在人們則更在意自己的牙齒「美不美」，以前很少有人做牙齒矯正，現在戴牙套的少男少女滿街都是，甚至連牙套都要「爭奇鬥艷」，而各式各樣的牙齒美容更是站在流行的浪頭上。

鄭信忠醫師曾任台北醫學大學附設醫院副院長兼牙科部主任，學識修養與實務經驗俱豐，編寫這本書，從牙齒的基本保健、自我診斷、牙齒矯正、牙齒美白到選擇醫師，都能為讀者排難解惑，是一本實用的工具書。

希望每個人除了有一口健康的牙齒，更有一口漂亮的牙齒！

飛碟電台董事長

重新檢視牙齒及口腔的重要性

「牙齒與口腔」是人體諸多器官中十分特殊的一種，它不僅具有咀嚼、消化、辨味、抗菌、發音等生理功能，同時亦擁有語言、學習、飲食、溝通、表情、美容、人格發展等社會文化功能；但很可惜國人常忽略它的重要與存在。

鄭信忠博士為國內知名學者與臨床專家，專精於顏面及齒顎矯正、口腔醫療管理及家庭牙醫等領域，對於各種公共事務與民眾口腔健康教育之推動更是不遺餘力並廣受肯定，尤其曾獲全國圖書金鼎獎，為醫界書寫及編輯專家。此次由城邦原水文化推出的這本書，即係鄭信忠博士執筆主編之又一鉅著。

目前台灣社會進步繁榮，在現代化與高科技架構下，人們應重新檢視牙齒及口腔對全身健康的重要性，藉此可提供優質生活內涵並付予新的健康文化的角色與意義，本書的問世正好給讀者一套最佳的資訊與建議，故欣然為序。

姚振華

第三、四屆中華民國家庭牙醫學會理事長

結合科學、醫學與美學的「牙齒美容醫學」

　　隨著人類追求「愛美」的本能，醫療的本質亦從「治療疾病」的層面躍升至「完全美學」之境界，進入二十一世紀的今天，美的醫學已成為醫學進展的主要潮流之一，而牙科醫學的發展，更從補牙、拔牙及解決牙痛的傳統治療，衍生至現今結合科學、醫學及美學的「牙齒美容醫學」！

　　在台灣，這些年來美容醫學方興未艾，隨著韓劇風潮的引進，經過美容整型的美女帥哥們，活躍於螢幕上大行其道，在媒體的推波助瀾下，國內接受整容的人口不但有增加趨勢，且年齡層亦明顯下降，尤其「牙齒美容」亦成為社會大眾注意的焦點。如女藝人小S的「牙套妹」，美國藝人湯姆克魯斯的「牙套哥」，打破過去人們對牙齒整型的禁忌與駐足，戴「牙套」整齒或美白牙齒更成為一般現代流行的風潮！

　　2002年，城邦出版集團原水文化出版社拜訪筆者，商討有關其「原水健康聊天室」系列叢書中，獨缺牙科專集，希望筆者能幫忙寫稿，在考慮當今牙醫醫療市場之民眾需求，決定以「牙齒美容」為主題，並依該書既定的風格與大綱，擬訂60章節，內容包括齒顎矯正、牙齒美白、贋復牙科、牙體復形、人工植牙……等相關領域的治療與說明，並從筆者逾二十年的牙醫臨床工作中，挑選許多代表性的病例與圖片逾200張，以

方便讀者閱讀與作為看診參考，該書於 2003 年付梓，成為國內第一本圖文並茂，且深具看診指南與牙醫諮詢的工具書。

過去幾年來，本書深受好評，引起多方之迴響，不過在出版社的求好心切下，於 2006 年重組內容與編排方式，跟得上醫學進步的潮流與腳步，並出增訂版，且命名為《Yes! 我把牙齒變白、變美、變健康了》，2015 年筆者再度修改原版本之小誤植外，並加入這些年來牙醫界的新醫療與技術，給予新的生命與活力。

再次感謝城邦原水出版社提供機會與協助，讓本增訂版得以順利付梓，並感謝愛妻裴薇藝醫師這些年來的鼓勵與支撐，讓我得以在無後顧之憂的情況下，全力「拼」此書；本書的寫作與資料圖片蒐集，皆在忙碌之餘，抽空振筆疾書完成，匆忙之餘，若有所誤，敬請見諒，更期盼本書能提供社會大眾對牙齒美容有一番新的認識與了解。

最後，謹以此書獻給長期支持我的家人與關心支持的師長朋友們！

鄭信忠

謹序 2015/1/25
台北醫學大學牙醫學系教授、
系主任、研究所所長

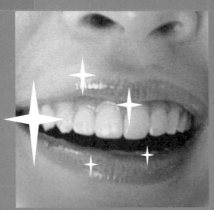

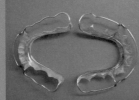

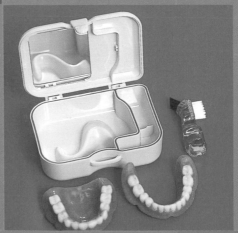

建立正確觀念

牙齒需要美容嗎？

當一個人的容貌有瑕疵時，可藉「美容術」來改頭換面，讓人更美麗、更有自信與健康自在。而牙齒位居於臉部的下1/3處，其靜態的外觀與動態的舉止，皆會影響臉部外觀與功能；因此牙齒美容絕對可以改變顏面美觀，增進口腔咀嚼功能及健康！

當人類牙齒之外觀、形狀、排列與顏色出「狀況」時，整個臉形容貌會嚴重受到影響，咀嚼功能與微笑表情等亦深受改變，此時藉著牙齒的「美容術」，如改變牙齒形狀、顏色及咬合關係等，就可以有效改變臉部外觀，進而增進口腔顏面及齒顎生態的和諧，促進口腔健康，增加自信與人際關係。

牙齒美容的目的

增進外貌美觀

研究指出，接受牙齒矯正美容的求診者，六成以上主要是為「美觀」而來，由於牙齒排列的不整、暴牙或地包天（戽斗）等，皆會嚴重影響嘴型與臉部下1/3的側貌外觀，因此藉著牙齒排列整齊可恢復正常的嘴型與臉部外觀。

改善口腔功能

當牙齒有缺損或排列不整齊時，除外觀不雅外，還會影響上下牙齒咬合關係，進而降低進食咀嚼功能，倘若門牙缺失或嚴重排列畸形，更會影響說話發音等功能，因此，經牙齒美容及恢復牙齒應有形狀與排列後，可改善口腔咀嚼與發音等功能。

 醫師的叮嚀

當你覺得牙齒需要美容時，請先考慮你的動機與目的，因為牙齒的美容不只是解決口腔顏面美觀的問題，同時還可促進口顎功能與健康，增進身心平衡與和諧，因此，需找合格的牙科醫師作仔細檢查與診斷，並且充分溝通，以解決問題與滿足需求。

詳見第 92～93 頁

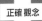

促進口顎健康

　　人類的牙齒排列在上顎骨與下顎骨上，外面有許多軟組織覆蓋，並與鄰近組織形成「牙齒－骨骼－軟組織」的關係；這種關係可因牙齒的受損而破壞其平衡和諧與健康，如：牙齒缺損不補，除影響美觀與咀嚼功能外，還可能會因咬合干擾導致「顳顎關節功能障礙」，引起口腔周邊組織疼痛。因此「牙齒的美容與修復」，可以促進口腔顏面顎骨與肌肉整體之健康與協調。

提升自信與人際關係

　　牙齒的不良排列、怪異形狀與唐突色澤等，皆會引起人的自卑感與自信心缺乏，進而導致人際關係的疏遠與合群障礙，因此，擁有一口雪白整齊的牙齒可以讓人的心理健康加分，使之外在魅力增加，提升自信心與自在力！

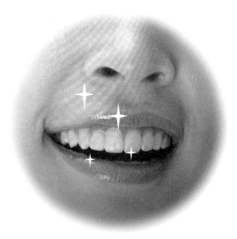

相關的研究

據作者研究顯示，接受齒顎矯正治療的原因：

改善牙齒不整齊與美觀	57.35%
改善顏面外觀	26.59%
改善咀嚼功能及發育	5.76%
便於清潔促進口腔健康	3.19%
改善顳顎關節	2.70%
其他	4.41%

疑惑與解答

Q 牙齒美容有年齡限制嗎？

A 大部分是以恆牙齒列之牙齒美容為主，但乳牙齒列時，若有齒列不整（如：倒咬、暴牙、不良口腔習慣等），足以影響口腔功能與健康時，則需及早介入治療。

正確觀念
認識牙齒美容
自我診斷
看醫生&用藥
飲食&保養
預防保健

每個人都需要牙齒美容嗎？

建
立
正
確
觀
念

並不是每一個人都需要接受牙齒美容，當牙齒有問題時，且足以影響到美觀、功能與健康時，就是需要接受「牙齒美容」的時機。然而，每一個人對牙齒是否需接受「美容」，又有主客觀的判別，亦即所謂的「需要」（need）與需求（demand）之差距，如一個人的牙齒排列很亂，牙齒顏色又黑又黃，這些「牙齒排列亂」、「牙齒顏色黑」，客觀上是屬於應接受牙科美容治療的「需要項目」（need），然而該病患可能主觀上不認為這些牙齒問題會影響其本身，而沒有接受牙齒美容之「需求」（demand）。

據研究指出，愈是高度開發國家的民眾，對牙齒美容之「需求」性，略高過其「需要性」，亦即民眾愈能接受改變牙齒可以改變口腔顏面美觀及功能之變化，然而，若是牙齒之問題導致「健康」之障礙時，接受牙齒的治療則是不變的法則。

牙齒美容可以解決的問題

解決牙齒排列問題

牙齒排列擁擠不整齊，如虎牙、暴牙、倒咬（地包天）詳見第 60～61 頁、開咬等，足以影響美觀與咀嚼功能時，可藉齒顎矯正的方式，將牙齒排列整齊，恢復和諧美觀與正常咀嚼功能。

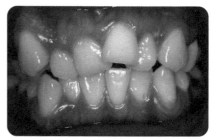

▲齒列不整齊

解決牙齒形狀問題

牙齒形狀大小不一，或因蛀牙引起牙齒缺洞或因撞傷引起牙齒斷裂等，影響牙齒美觀、健康與功能，此時可藉樹脂填補、牙冠製作、陶瓷貼片等，將牙齒外觀修復成正常，且恢復功能。

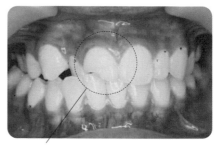

牙齒缺損

解決牙齒顏色問題

牙齒的顏色可能因外在的因素（如：抽菸、喝咖啡、嚼檳榔等）或內在因素（如：四環黴素色斑、牙齒撞傷壞死等）導致變色，引起美觀問題，可藉各式牙齒漂白 (詳見第 68~69 頁)、陶瓷貼片或牙齒噴沙洗牙等，達到效果。

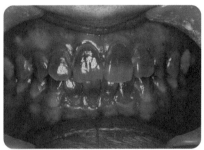

▲牙齒四環黴素色斑

解決牙齒缺失的問題

牙齒掉落缺失足以影響外觀時，可藉人工植牙、牙橋、活動假牙等方式，恢復口腔美觀及功能。

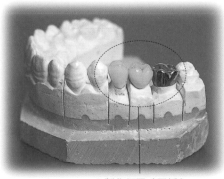

▲製作假牙（牙橋）

解決牙齦形狀的問題

有些人的牙齦過度腫大、萎縮、色素沈積、牙齦外露過多等，這些牙周組織的病變可藉各式牙周手術或施以人工牙齦的方式，使牙齦恢復美觀與健康。

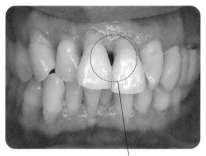

牙齦萎縮

解決口腔顏面缺損的問題

有些口腔癌或車禍病患，需施以顏面顎骨手術及牙齒切除時，以牙齒美容加上重建，便能恢復其美觀及功能。

注　意

若有全身疾病，如：嚴重心血管疾病、傳染性疾病、長期口腔電療病人等，或是本身精神異常及無行為能力維持口腔衛生者，都不適合進行牙齒美容。

正確觀念

認識牙齒美容

自我診斷

看醫生&用藥

飲食&保養

預防保健

牙齒美容可以多美？

牙齒美容的項目涵蓋很廣，從齒列的矯正整齊到假牙的製造、牙齒的漂白、牙齦的手術等，皆會隨病患牙齒條件之不同而有不同的結果。

換言之，即使當今牙科醫學日新月異，進步神速，牙齒美容的結果仍無法「完美無缺」，需視美容前的牙齒狀況與條件，如：暴牙的齒列，可能是因上顎骨暴牙所致，根本的治療方式應以正顎手術，切除部分上顎骨，再加上傳統齒列矯正治療，使之恢復成正常；若患者無法接受開刀治療，只單純齒列矯正或施以前牙作瓷牙冠來改變暴牙，其牙齒美容的「程度」就大打折扣。詳細說明如右。

牙齒美容的限制

瞭解「牙齒美容」並非萬能

每一項牙齒美容的治療都有其限制及優劣點，當要進行牙齒美容前，需作完整的檢查與診斷，與牙醫師作充分的溝通，瞭解各式治療模式的優缺點，心中不能有「牙齒美容」就是「萬能治療」的想法。如此才不會有「治療前」與「治療後」的落差感，減少醫病糾紛。

自然才是美

不要心存「牙齒美容」就可以解決口腔內所有牙齒問題的心態，要知道「人工」永遠比不上「自然」的，保有自然且健康的牙齒是口腔健康的「本錢」，絕對不要心存不作口腔衛生（如：勤刷牙、用牙線），讓牙齒壞掉，再施以「牙齒美容」的想法，但牙齒若需美容整理時，亦需有正確的「觀念」進行治療。

 醫師的叮嚀

牙齒美容所選擇的方式端視狀況而定，不能一概而論，譬如四環黴素所引起的黑板牙，若以現今各種牙齒漂白方式治療，其效果有限；若施以陶瓷貼片或套上瓷牙冠，則效果很好，但此「人工的牙套」則又無法像自然牙，皆會有「接縫」與使用不當易裂的「可能危機」，因此還要考慮到個人的條件能否配合。

定期回診，遵守指示使用

　　由於接受「牙齒美容」的病例，大都需要較詳密的治療計劃與較長的治療期間，其治療後的定期回診檢查則更形重要，尤其需遵照牙醫師指示使用，如按時戴矯正後之維持器、避免以前面的瓷牙直接切咬食物、避免牙齒漂白後吃有色素食物等，如此才可維持牙齒美容後之效果！

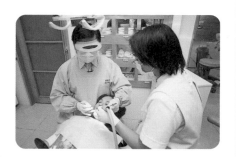

學會口腔保健，確保成果

　　任何再好的假牙或牙齒美容成品，倘若沒有細心持續的作好維護工作，如飯後睡前刷牙、用牙線，必要時用漱口水或其他輔助潔牙工具，則其牙齒美容成果很容易失敗，所以牙齒美容前需先學會口腔保健的技能，以進一步確保成果。

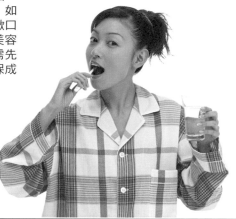

相關的資訊

人工美容的效果仍是有限，牙齒美容基本上可以達到比原來有問題牙齒更好的「加分狀態」，是否能與正常人一樣的牙齒，則端視個人條件與使用者之維護本領了！

正確 觀念

愛護 牙齒美容

自我 診斷

看醫生 & 用藥

飲食 & 保養

預防 保健

1 牙齒美容費用昂貴嗎？

　　牙齒美容的項目包括範圍廣泛，扣除少數因蛀牙所引起蛀洞填補之項目外，大部分皆屬於「美容整形術」，並無健保給付，其費用是否昂貴，則端視牙齒美容的項目、困難度與每位牙醫師之收費而定。一般而言，在台灣有關牙齒美容之技術與使用儀器，幾乎與國外歐美日等同步，且並駕齊驅，只是在某些技術層面而言，在台灣的整體水平不一，有良莠落差，但整體收費與各國比較卻偏低，詳細說明如右。

　　雖然「美容整形術」大都無健保給付，但是在台灣的健保給付項目中，少數項目可以給付，唯必須是傷害性的病例，如車禍導致臉部骨折，牙齒及齒槽骨易位或斷裂，引起口腔咬合異常現象等，則可以用健保支付正顎手術來矯正，其他若純粹為美容所做的手術則皆自費，但做假牙則完全為自費！

愛美可要花錢！

各項牙齒美容治療項目收費

　　右表係參閱台北市牙醫師公會及台北醫學大學附設醫院牙科部等收費標準而製成，收費價格謹供參考，實際收費仍以各牙醫院所之定價為主。

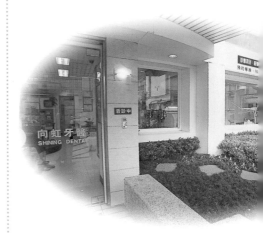

　　雖然各牙醫師公會皆有公定的價格，但是如果你仍然擔心收費過高，其實在維持品質的前提下，可以多比較幾家所開出的價格，所謂「貨比三家不吃虧」，多詢問、多比較，才不會多花冤枉錢。

治療項目	單　　價（新台幣）
全口齒顎矯正（金屬矯正器）	8,000~150,000 元（材料費與每次調整費另計）
正顎手術（如戽斗、暴牙）	100,000~250,000 元（視手術種類決定）
金屬瓷牙套（內襯金屬）	10,000~25,000 元（材料費另計）
全瓷牙套	15,000~35,000 元（材料費另計）
陶瓷貼片	15,000~30,000 元（材料費另計）
居家牙齒美白	10,000~15,000 元（材料費另計）
雷射牙齒美白	25,000~35,000 元（材料費另計）
冷光牙齒美白	25,000~35,000 元（材料費另計）
噴沙洗牙	2,000~5,000 元（材料費另計）
活動假牙	20,000~50,000 元（視缺牙及類型決定，材料費另計）
全口假牙	40,000~100,000 元（材料費另計）
人工牙齦	15,000~25,000 元（材料費另計）
牙齦手術	3,000~6,000 元（每顆，視手術決定）
複合樹脂填補	800~3,000 元（每顆）（材料費另計）
矯正用迷你骨釘	5,000~15,000 元（每支）（材料費另計）
人工植牙	80,000~150,000 元（每顆視手術難易度、材質、種類……等決定）（材料費另計）

註：以上項目皆不含健保給付，須自費。

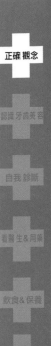

正確 觀念

認識 牙齒美容

自我 診斷

看醫生&用藥

飲食&保養

預防 保健

牙齒形狀怪異該怎麼辦？

牙齒呈現形狀怪異或大小不一時，首先需考慮其產生的原因為何？一般而言，人類32顆恆齒，每一顆牙齒都有特定的形狀、位置與功能，彼此間的大小也有一定的關係，和諧地排列，構成口腔門面並維持美觀；如正門齒與側門牙形狀類似且相鄰，但正門牙的尺寸就要比側門牙大，又如犬齒形狀尖銳，是口腔中牙根最長的牙齒，位於側門牙之後，維持嘴角的豐隆形狀，倘若犬齒因蛀掉被拔除，嘴角處可能就會塌陷，影響美觀。

另外，牙齒的形狀與其在牙弓內的排列，有著密切關聯，因為唯有每一顆牙齒合乎其應有的形狀與大小，上下牙弓內的牙齒排列才會整齊，倘若上排前面六顆牙齒皆比正常較大，下排六顆前牙正常大小與形狀，則上排牙齒往往會表現外暴現象，因此人類上下排牙齒的每一顆寬度之總和比，有一定的比率，此稱波頓比例（Bolton ratio）。

牙齒形狀怪異的解決之道

首先診斷引起異常的原因

大部分的牙齒形狀異常可分為「先天性」與「後天性」因素，「局部性」與「全面性」的影響，首先需找出原因後，再依牙齒形狀變異的程度、數量與排列等關係因素，給予不同且適切的牙齒美容，其方式包括：齒列矯正治療、牙體復形、牙冠製作、人工牙齦、人工植牙等，可能只要一項即可，也可能需集合各項治療項目。 詳見第 72～79 頁

針對變異的情形修整與治療

◆ 單顆牙齒形狀變異

倘若牙齒排列尚可，口中只出現單一牙齒形狀怪異，而影響美觀時，則可考慮直接用樹脂填補修復或瓷牙牙冠復形或以陶瓷貼片等方式，恢復牙齒原本應有的形狀。

 醫師的叮嚀

牙齒產生怪異形狀的機會並不多，大部分都是後天牙齒撞裂或蛀牙所致，而當牙齒形狀外觀改變，其排列也常跟著變，所以這類的牙齒美容常事先伴隨齒列矯正治療，將牙齒排整齊後，再以整齊的齒列去作假牙或修復。

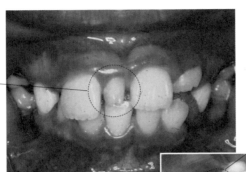

單顆多生牙且牙齒
形狀變異

多顆牙齒形狀變異且
排列不整齊

正確 觀念

認識牙齒美容

自我 診斷

看醫生&用藥

飲食&保養

預防 保健

◆ **多顆牙齒形狀變異**

- 若是多顆牙齒被撞斷裂，引起牙齒
外觀變異，則視斷裂程度與部分而
定，輕微者可直接以樹脂填補修復
或陶瓷貼片，嚴重者則需作根管治
療，再作牙橋，然後製作瓷牙冠，
恢復外形。

- 若是「牙齒異位生長」，如犬齒長
在側門牙的位置，則可用齒列矯正
改變牙齒排列位置或直接以樹脂填
補，或製作瓷牙冠方式恢復牙齒形
狀。

- 若是牙齒尺寸變小，而牙弓不變，
導致明顯的牙縫，則可用齒列矯正

將所有牙齒靠攏，關閉縫隙，
但也可用瓷牙冠或樹脂填補方
式修復，此選擇端視牙齒形
狀、顆數與縫隙大小之程度而
定。

相關的資訊

在「正常的變異」中，牙齒形狀可能是先天
產生「異樣形狀」，最常見的是上顎側門牙形
狀變小。外形似螺絲起子，又如牙齒尺寸變
小，牙弓大小不變，使得牙齒無法緊密靠
攏，造成明顯縫隙，講話漏風；另外，亦常
見於「牙齒異位生長」，如犬齒與側門牙，或
犬齒與小臼齒位置互調，使得門面出現不該
出現的尖牙，影響美觀。

不美觀的後天因素

牙齒不美觀在「後天因素」方面，最常
見的為牙齒撞傷斷裂或齲齒，導致牙齒
外觀形狀受影響；又如嚴重牙周病患
者，牙齦萎縮，牙根裸露，整個牙齒外
貌變長，齒間隙縫變大，乍看之下宛如
「馬齒」，嚴重影響外觀。

牙齒矯正要從小開始嗎？

　　牙齒矯正到底從何時開始才最適當，一直是齒顎矯正界爭議的話題，也是一般民眾困擾的議題。

　　所謂的齒顎矯正治療就是利用矯正器，讓牙齒與顎骨產生慢慢地移動與變化，以達到理想的位置，因此整個齒顎矯正就可分為牙齒與牙齒所附著的顎骨來說明。若以牙齒移動而言，由於牙齒是生長在顎骨上，若年紀愈輕，則骨頭活力愈強，可塑性高，牙齒移動的速度與效果當然好，此時顎骨的變化也明顯；相反的，年紀愈大，骨頭發育完全且緻密成型，牙齒在骨頭內移動起來速度較慢，效果也較差，顎骨的變化就無法達成，除非用手術方式來改變。因此，綜合過去矯正之相關研究文獻指出，主流的意見仍認為所有恆牙皆長出時，是開始作矯正治療的恰當時機，但少數情況下則需要及早矯正。

理想的矯正時機

狀況一

　　70%左右的矯正病例，需等所有牙齒都換成恆齒時才開始矯正。

狀況二

　　30%左右的矯正病需及早在混合齒列期，甚至乳牙齒列期便開始作階段性的矯正。

　　此矯正時間不長，約半年至一年左右，視病情決定，待牙齒整齊後，拆掉矯正器，換上活動矯正器，定期觀察至恆牙全長出時，再評估是否作第二階段的矯正。這些病例包括：

- 前牙倒咬（即地包天）並引起咬合干擾，其最理想的齒列矯正時機是恆齒通通萌發之際，也就是大約在12歲青春發育期間，此時矯正所移動的牙齒常伴隨部分顎骨變化，但有少數的病例需提早至七、八歲時治療，如嚴重的暴牙，此時可利用功能性矯正器的治療，改變下顎骨的生長方向。

❓ 疑惑與解答

Q 年紀大的人也可以矯正嗎？

A 當然可以，年紀愈大的病人接受齒列矯正，大部份只建議作單純性牙齒的移動，其速度與效果皆不如青春發育期的年輕人，而且對疼痛的適應性也較差，但成年人做矯正的動機比小孩強，其口腔保健也較好，結果亦較佳。

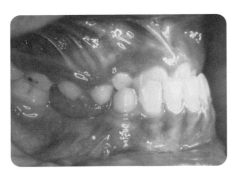

▲前牙倒咬

- 嚴重牙齒外暴，並引起下面門牙咬到上顎門牙後面的牙齦。

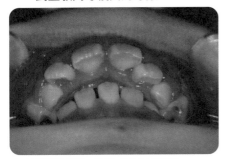

▲上下嚴重外暴，下牙咬到上牙牙齦

- 明顯不良口腔習慣（如吸手指、以口呼吸等）引起牙齒異位。

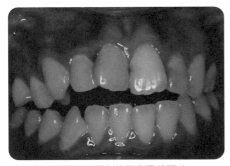

▲不良吞嚥習慣所引起的牙齒異位開咬

- 乳牙過早掉落，引起周圍牙齒與齒槽骨塌陷或位移。

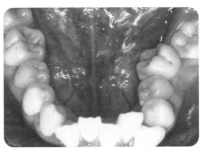

▲牙槽骨塌陷

狀況三

上下顎骨嚴重差距，如戽斗或暴牙者，筆者並不贊成針對骨骼性戽斗或骨骼性暴牙者給予早期治療，因為太嚴重的骨性咬合不正，早期治療效果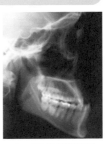

▲上下顎骨差距嚴重

不佳，只作觀察即可，等長大後再以正顎手術治療之效果較好。

結 語

上述之情形需經適當的局部矯正治療，其矯正時間不會拖太長，目的在立即解決爾後可能引起不正牙齒排列的「致因」，降低日後矯正困難度，甚至有些病例經過此階段的矯正，等恆牙長出後，齒列就排列整齊，不必進入第二階段恆牙的矯正。

正確 觀念

認識 牙齒美容

自我 診斷

看醫生&用藥

飲食&保養

預防保健

牙齒矯正時會不會很醜？

牙齒矯正的原理就是在牙齒表面黏上各式矯正器，並以鋼絲施力來使牙齒移動，達到重新排列牙齒之目的。

因此，在矯正期間，口腔中免不了會出現各式矯正器，當張口的時候，一顆顆亮晶晶的矯正器，就會「暴露無遺」，這種固定黏在牙齒上的矯正器通常要戴一年半到兩年，亦即與矯正治療期限同步，有的人可能認為不好看，但也有不少人覺得既然已作矯正，就「既戴之，則安之」，甚至還選擇配戴各種光鮮亮麗、五彩奪目的矯正器，突顯矯正治療，以「牙套妹」或「牙套弟」自居，當成一種風潮與流行。

牙齒矯正之口腔內裝置與種類

矯正器類型

◆ 活動矯正器

即可讓病人自行戴在口腔內的裝置，如功能性矯正器或矯正結束後常需戴的維持器，最近也出現一種號稱只戴透明活動矯正裝置就可移動牙齒的方式，其適用病例有限，無法普及在各式病例中。

（優點）

可移動拿下，口腔易清潔。

（缺點）

有戴才有矯正作用，若沒戴則牙齒會移動，枉費作矯正。

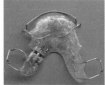 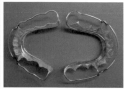

▲活動式矯正器　　▲活動維持器

 疑惑與解答

Q 戴「透明矯正器」與「金屬矯正器」之效果有無差別？價錢有無不同？

A 透明矯正器依材質可分陶瓷與樹脂兩種，據臨床研究，牙齒在金屬矯正器之移動速度皆較在透明矯正器來得快，但由於材料進步，這種差距隨各廠商出品之材料有所不同亦不分上下，然而透明矯正器之費用則高過金屬矯正器，一般而言透明矯正器之費用要比戴金屬矯正器費用多10,000~20,000元左右。

正確 觀念

認識 牙齒美容

自我 診斷

看醫生&用藥

飲食&保養

預防 保健

◆ 固定矯正器

　　即黏在牙齒表面的各式矯正器，分成「金屬製」與「透明」矯正器。前者呈金屬色澤，可清楚看見，而後者材質為陶瓷或樹脂顏色，與牙齒顏色類似，可增進美觀，一般看不到矯正器顏色，只看到跨在矯正器上之金屬顏色。

（優點）
　　矯正器黏固在牙齒上，可精準控制牙齒移動方向與角度。

（缺點）
　　固定無法拆除，清潔不易，若口腔保健不佳，容易蛀牙或牙周病。

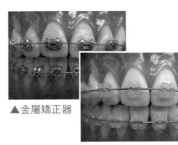
▲金屬矯正器
▲透明矯正器

矯正器黏裝位置

◆ 頰側矯正裝置

　　將矯正器黏在牙齒的外面，當張口時可以清楚看到一顆顆矯正器。

（優點）
　　目前是主流的矯正裝置。

（缺點）
　　暴露在牙齒外面，影響美觀。

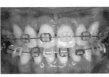
▲頰側透明矯正器配合彩色橡皮圈

◆ 舌側矯正裝置

　　將矯正器黏在牙齒的裡面，即舌側面，從外面看不到矯正器。

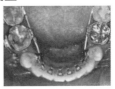
▲舌側矯正裝置

（優點）
　　近幾年新興的矯正器，看不到矯正器是最大特色。

（缺點）
　　價錢昂貴，治療機轉特別、費時，矯正器置於牙齒舌側面，舌頭活動空間受阻，說話可能會受到干擾。

相關的研究

台灣近年戴矯正器的人口比例大幅增加，雖無正式統計資料，但20年前每所國小內，能找到戴矯正器的人，幾乎是鳳毛麟角，但現在各國小的每一個班級，皆可發現一個甚至數個戴矯正器的學生，而戴矯正器的人口也從小學生擴及至成人，目前台灣成人矯正的病例愈來愈多，可見戴矯正器的「暫時」不便與不美觀，是大家愈來愈能接受的！

疑惑與解答

Q 「活動矯正器」與「固定矯正器」的效果有差別嗎？

A 兩者功能不同，效果亦不同，端視其主要作用，如活動式的功能性矯正器，可以在生長發育期間有效改善骨性嚴重暴牙等問題，此為固定矯正器難達成的效果；若活動式的矯正器要單獨移動牙齒，則效果就不理想，反而是固定矯正器能輕而易舉達成。

牙齒矯正期間會疼痛或不方便嗎？

牙齒生長在齒槽骨內，當施力讓牙齒在骨頭內移動時，多少會產生不舒服或疼痛感覺，這是正常的生理現象，一般而言，剛施力在牙齒上的感覺不明顯，等2~3小時後，牙齒會有明顯的不舒服感，甚至疼痛。經過24小時之後，會更不舒服與疼痛，至2~3天達到高峰，第3天過後，疼痛才漸消失且適應，這種感覺不會超過一星期，若一星期後牙齒仍疼痛，則表示施力有問題，需找矯正醫師調整之。

牙齒矯正時疼痛的感覺是暫時性的，其程度也因人而異，年紀愈小的病患愈容易適應痛的感覺，其疼痛的期間相對變短，而年紀愈大的病人接受矯正，較難適應疼痛的感覺，疼痛期間相對較長，但也有不少病患對疼痛忍受度高，因此，在作矯正前需詳細告訴病患有關疼痛的感受，以作為心理準備之參考。

矯正期間不方便的解決之道

口腔清潔不容易

無論是戴任何種類之矯正器，其鋼絲與矯正器皆容易塞卡食物，倘若沒有作好口腔保健，很容易蛀牙或得牙周病，等到矯正後的牙齒呈現「整齊的蛀牙」就得不償失，因此，飯後及睡前刷牙或使用牙線是絕對必要的，有時也需用含氟漱口水或電動牙刷等輔助工具。

咀嚼食物不方便

由於矯正器是黏在牙齒上，若咬到太硬的食物容易讓矯正器剝落、矯正鋼線變形，阻礙矯正進度，有時也會因矯正器鬆脫而刮傷口腔黏膜。因此，矯正期間進食需格外小心。若牙齒碰觸互咬感覺酸軟無力，這是正常牙齒移動的生理現象，很快能適應，必須嚴禁肆無忌憚的大魚大肉，避免吃硬的東西，以防止矯正器脫落，若要進食可切成小塊，且少吃甜且黏的食物，以降低蛀牙的機會。

牙齒矯正疼痛的原因

目前認為引起牙齒矯正疼痛的原因是當牙齒受力後壓迫牙周韌帶，產生局部炎性反應，甚至透明變性，刺激到痛覺感受器，而痛覺感受器常是細神經纖維的自由端，如Aδ及C纖維，再傳經三叉神經神經節，沿著脊三叉神經核路徑到尾核，最後再經視丘到大腦皮質產生疼痛認知。

遵守矯正回診時間

因為矯正治療大概每隔2~4週回診一次，進行調整控制施力，掌握牙齒移動狀況，因此，在矯正期間必須與矯正醫師保持密切準時的預約回診。

分批裝置矯正器，降低疼痛感

牙齒矯正引起的疼痛與不舒服感是暫時性，因此，安裝矯正裝置時，可以漸進式的方法分批將矯正器與鋼線安置到牙齒上，減輕患者的壓力與負擔，步驟如下：

步驟 1

先在後牙間放橡皮分離器，以便牙齒間縫出現方便套環套，約下一次看診。

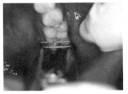

步驟 4

上下顎放置鋼線，並綁住，完成口內矯正裝置。

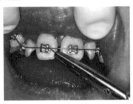
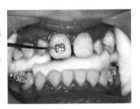

步驟 3

黏著前牙之固定矯正器，約下一次看診時間。

步驟 2

取出橡皮分離器，安裝後牙環套矯正器，約下一次看診。

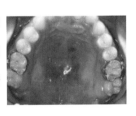

🐸 醫師的叮嚀

由於矯正器及鋼絲都具尖銳性，當在牙齒上的鋼絲線頭過長或矯正器邊緣摩擦口腔黏膜或矯正裝置刺到牙肉等，皆容易引起口腔黏膜潰瘍或破壞，此時可以白蠟覆蓋在尖銳矯正器上，阻隔與黏膜碰觸；以以湯匙柄自己將多出線頭壓入，若自己無法排解而口腔黏膜被刺破時，則需回診由醫師緊急處理。

✋ 長時間無法回診時

若需出國或離開超過一個月以上時，必須取得矯正醫師的同意與指示，如果太久沒去看矯正醫師，容易延宕矯正治療效果，影響治療品質。

正確觀念

認識牙齒美容

自我診斷

看醫生&用藥

飲食&保護

預防保健

牙齒矯正後會不會恢復原狀？

　　不整齊的牙齒排列，經過矯正治療後，讓牙齒移動至新的位置，此時牙齒必須有一段時間的維持固位，讓該牙齒在齒槽骨內生長完全，並與其牙周膜之韌帶生長一致，或相鄰的顎骨維持和諧關係，如此才可讓該牙齒穩固在新的位置，否則牙齒很容易跑回原來的位置，即所謂的復位（relapse）。

　　牙齒經過矯正後，其復位的程度端視原始牙齒異常排列之狀況與程度決定，如「旋轉」的牙齒，其復位的情形要比「位移」的牙齒來得高，但有關復位的議題則仍具許多爭議！如美國西雅圖大學曾對各式矯正治療病例進行長期追蹤分析，結果發現，矯正治療10年後，有70%的病例會有復位情形，而20年後則有高達90%的病例會復位，至於影響復位的原因則為多種原因所致，但亦有學者認為復位需看矯正方式與病例條件決定，只要勤戴維持器，則其復位程度並不高，且可維持穩定矯正成果。

維持器的種類與優缺點

固定維持器

用法

　　以鋼絲或薄鐵片黏貼在六顆前牙（即左右的犬齒、側門牙、正門牙）的舌側面。

優點

　　固定且看不到固位之鋼線，不必移動拿下。

缺點

　　牙齒清洗不易，容易蛀牙及牙周病。

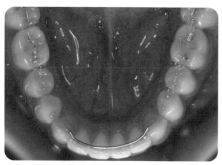

▲舌側固定維持器

？疑惑與解答

Q 維持器需要戴多久？

A 一般而言，固定的矯正器戴多久的時間，維持器就得全天候戴多久的時間，之後逐漸再改成部分時間戴或睡覺時才戴，不過建議配戴維持器的時間愈久愈好，這樣對於矯正的效果也會較佳，同時也可避免齒位移動或復位！

活動維持器

◆ 傳統維持器

含有鋼線及壓克力板，當固定矯正器拆下後，全天候戴約一年，吃飯刷牙才拿下來，其他時間全程戴，之後再改成晚上戴，戴的時間愈久效果愈好。

(優點)

可移動拿下，口腔清潔容易。

(缺點)

放在口中有異物感，說話不易，不雅觀，會看到鋼線。

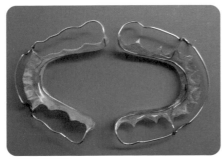

▲活動維持器

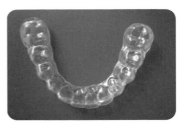

▲透明維持器

◆ 透明維持器

由透明的壓克力板加熱壓製而成，其戴法與傳統維持器同。

(優點)

透明、美觀，戴在口內舒適感。

(缺點)

壓克力板薄，易破，使用壽命短，費用較高。

```
結 語
```

事實上，牙齒在口腔中隨時都在作微幅的移動，經過矯正後的牙齒，若符合「矯正完成的條件」及長期戴維持器，大都可維持穩定的整齊齒列，即使牙齒有些微之復位，亦不會恢復原來很亂的形狀！

疑惑與解答

Q 作完矯正的牙齒，需不需要拔智齒，以防牙齒復位？

A 矯正後牙齒復位的原因複雜，屬於「多因性」，如智齒因位置長歪，會向前擠，進而導致牙齒復位，不過這只是一種假設，各種研究報告眾說紛云，一般而言，若智齒長歪，易引起後牙區發炎，理論上應先拔除，若位置正確，則仍以勤戴維持器為優先考量！

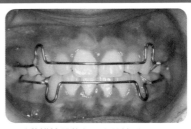

▲活動維持器戴在口內的情形

正確 觀念

認識牙齒美容

自我診斷

看醫生&用藥

飲食&保養

預防保健

牙齒美白安全嗎？有效嗎？

在牙齒美容中，牙齒美白是占最重要的項目之一，而美白的「安全性」也是最為民眾所關心。

一般而言，牙齒的美白可分為「活牙」美白及「非活性」牙齒的美白，尤其前者的「活牙」經美白後，到底會不會變性或失去活性，也成當今許多研究的焦點。由於美白的原理主要是利用漂白劑，多為不同濃度的過氧化氫（H_2O_2）在牙齒表面作用，有時加上輔助的光源，如雷射或冷光等，促進藥效作用；因此，高濃度的藥劑，確實可以由牙齒表面，經牙釉質、牙本質進入牙髓腔內 詳見第48~49頁 ，對牙齒產生不同程度的傷害，最常見的反應是敏感酸痛，不過這種牙齒美白所引起的敏感酸痛大多是過度性、短暫性，在24至48小時內會逐漸消失，而美白後的牙齒表面結構，經顯微鏡觀察，雖有些微變化，但臨床上長期追蹤顯示，亦無造成齒質嚴重破壞之情況發生。到目前為止，在牙醫師謹慎地治療下，美白治療的安全是可接受的。

常見的副作用與解決之道

牙齒敏感酸痛

一般認為是漂白劑產生的游離基，由牙齒表面進入牙髓腔導致酸痛感，也有人認為是輔助的加熱或其他光源刺激所引起的，其酸痛程度又與藥劑濃度、漂白方式與病人對痛的感受度有很大之變異，慶幸的是，這種敏感酸痛是可逆性，大多在24~48小時內自然消失，倘若會痛，可服用一般止痛藥，效果很好。

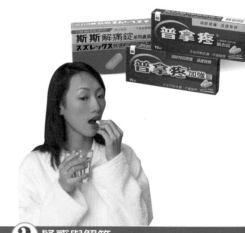

？ 疑惑與解答

Q 牙齒因四環黴素引起的色斑，美白有效嗎？

A 各種牙齒美白術主要是改變牙齒表層之牙釉質變色，由於四環黴素色斑發生在牙齒深層的牙本質，若輕微的四環黴素色斑可用牙齒漂白術治療變白，若嚴重者，則效果有限，建議用陶瓷貼片覆蓋牙齒或作瓷牙冠或以樹脂填補等方式處理之！

牙齦及口腔黏膜潰瘍

由於在診所進行牙齒漂白時，需以漂白藥劑（常用H_2O_2）塗在牙齒表面，倘若牙齒周圍的牙肉組織沒有保護妥當，高濃度的藥劑很容易傷及口腔黏膜或牙肉，導致潰瘍疼痛，不過這種傷口可塗予「口內膏」或「去氧化劑」，七天左右會自然癒合，只是過程中稍不舒服。

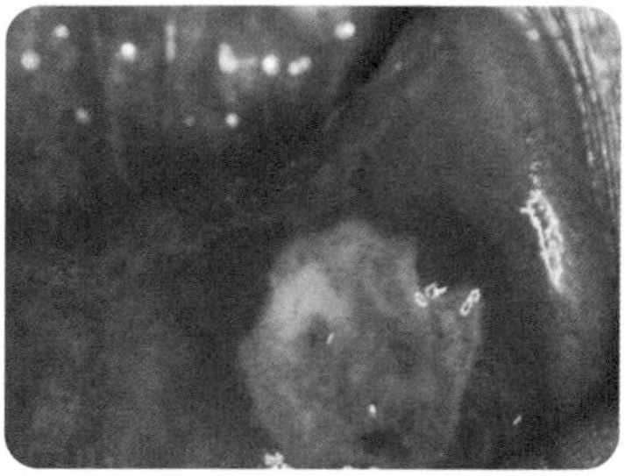

▲口腔黏膜潰爛

牙齒漂白效果

由於牙齒的變色原因很多，漂白的效果亦隨先前變色程度與原因而異，一般評估漂白的效果多以比色板及病患滿意度作為指標，因方法不同，大多分佈在50%~90%之間，根據國外學者Dr.Haywood所作之「居家漂白」統計，其成功率為92%，一年半後有74%的滿意度，三年後仍有62%。

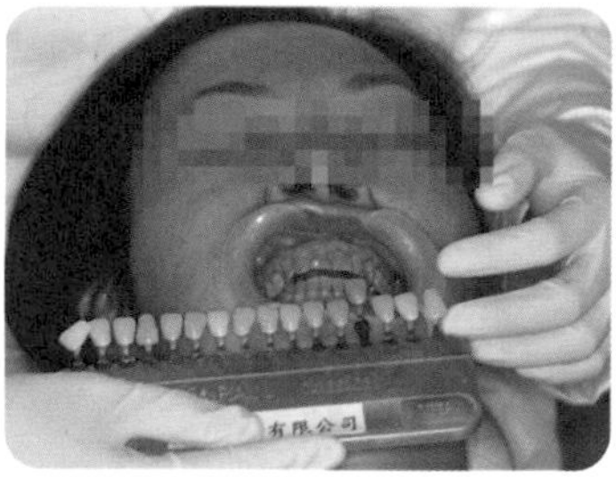

▲使用比色板牙齒比色

漂白後的褪色問題

所有牙齒經過漂白，多少會有褪色問題，與飲食色素有密切關係，尤其在嚴重變色的牙齒，其褪色愈快，不過，定期回診並以加強漂白，可以改善褪色現象，維持美白效果，亦即當病患每半年回診時，再施以小量的居家漂白治療（詳見第 119～121 頁）即可！

相關的數據

據作者之研究發現，牙齒經雷射美白治療後，牙齒之敏感度由當天的63.53%，經過一星期後，降至3.75%；對非四環黴素牙齒的美白滿意度由原來的13.9%提升至71.4%，可見牙齒美白在臨床上是有顯著的變化與進步。

正確觀念
認識牙齒美容
自我診斷
看醫生&用藥
飲食&保養
預防保健

裝假牙或戴牙套可以美白嗎？

牙齒美白是指「漂白藥劑」放在牙齒表面的牙釉質上，進行漂白作用，當牙齒外表套上牙冠或黏上矯正器時，漂白藥劑無法碰觸到牙齒表面的牙釉就無漂白作用，因為漂白劑並不會讓瓷牙冠的外觀顏色變白，所以當牙齒很黃且排列又很亂擁擠不堪時，建議先接受牙齒矯正治療，把牙齒排整齊，等拆下矯正器（即俗稱矯正牙套）後，再施以牙齒漂白表面，牙齒整齊的變白比擁擠不整齊的白牙齒，其視覺美觀增添許多倍！

而口腔內已有裝假牙套的病人，當牙齒美白後，原先牙套的顏色會因旁邊牙齒已變白而突顯其色澤，此時可重新作瓷牙套，以旁邊新漂白的牙齒顏色作為比色標準。同樣地，當牙齒有樹脂填補時，漂白藥劑不會改變樹脂顏色，當牙齒漂白後，往往會突顯樹脂填補物的色澤，此時需重新去掉此樹脂，換顏色較淡的樹脂。

牙齒美白原理

漂白是一連串氧化還原反應

- 臨床上，牙齒美白乃用過氧化氫（H_2O_2，俗稱雙氧水）或其衍生物。

- 利用過氧化氫的氧化還原反應作用產生「游離基」，此「游離基」可與牙齒表層結構內之色素分子作用，將巨大的碳環結構的色素分子打斷其架構。

- 此一連串的化學反應，會使之變成較小的分子量結構，由於其透光性比原來大分子結構強，故反射出顏色比原來較淡，亦即整個牙齒漂白的過程主要是把牙齒顏色變淡而不是改變牙齒的色系。

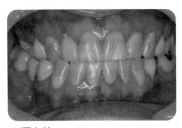

▲漂白前

？ 疑惑與解答

Q 牙齒漂白劑會破壞牙釉質（琺瑯質）嗎？

A 基本上，任何漂白藥劑多少對牙齒表層的牙釉質會有微小侵蝕現象，如有些蛋白膜會喪失等，但漂白後的牙齒表面經碰觸口水後，其蛋白膜會在三天左右恢復，而在顯微鏡下，其牙齒結構變化亦不大。

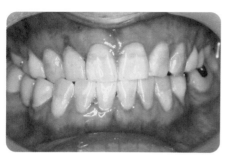
▲漂白後

達到漂白飽和點

- 在牙齒漂白的過程中，親水性無色的結構出現的那一點稱之為「漂白

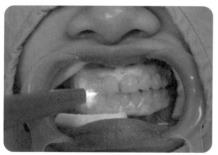
▲雷射漂白

的飽和點」（saturation point），如果再繼續漂白，則漂白過程會開始破壞蛋白質和其他含碳物質的碳結構，則此時物質流失的代價將高於美白牙齒的效益，所以牙醫師在飽和點達到或未達到之前即應停止漂白。

- 何時應停止漂白，臨床上以觀察病患牙齒顏色的變化，當其漂白的程度由戲劇性的變白到緩慢或不再變白、變淺時，即應結束此次漂白過程，才不至於過度漂白。

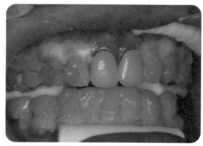
▲塗抹漂白劑，兩顆正中門牙為瓷牙冠不會被漂白，所以不放漂白劑

正確 觀念

認識 牙齒美容

自我 診斷

看醫生&用藥

飲食&保健

預防 保健

對牙齒漂白的期待

牙齒漂白是牙齒的顏色變淡，而非改變牙齒的色系，如果天生牙齒顏色屬黃色系列、不好看，就很難將其漂白成白色系列，只能將深黃變淡黃，因此民眾對於牙齒漂白要有合理的期待。

要有良好的溝通

充分的溝通是牙齒美白成功的關鍵步驟之一，牙醫師不只要讓應診者充分了解其優缺點及可能的副作用，包括酸痛、顏色褪色、效果持續、術後保養…等問題，應診者亦要有所認知，每次牙齒漂白前後須作完整紀錄，如照相等，以作為臨床效果評估之參考依據。

牙齒很醜或掉光，能戴假牙嗎？

　　牙齒的主要功能就是咀嚼進食，是消化道的門戶，維持身體能量的第一關卡，當牙齒掉光到無法吃東西時，當然是要戴假牙來協助咀嚼功能；同時，當牙齒掉太多時，臉形會因缺牙空間而呈塌陷，嘴唇也會內陷，法令紋加深，整個五官會變成不協調，所以戴假牙也可以恢復臉部外觀，增進美觀。倘若牙齒長得很醜，如外形唐突，顏色黃黑，排列不整，又加上有缺牙時，戴假牙則只是其中一種選擇方式，此時需先考慮解決牙齒排列問題及牙周的問題，所有的假牙治療，皆需在整齊的牙齒排列及健康的牙周下進行修復，如此才能完成一口整齊漂亮又具功能的假牙！

假牙的種類

　　假牙又稱義齒，乃特指以人工方式在牙齒缺失區或缺損的牙齒上恢復牙齒形狀與咀嚼功能，依活動與固定方式說明如下：

固定假牙

　　假牙經由牙膠固定在牙齒，黏上後不需要取下，就如同自己的牙齒一樣。

◆ 牙套（或稱牙冠）
　　應用在蛀牙面積大的牙齒或牙齒不能填補的牙齒上。依材質又分成以下四種：

（全金屬牙套）
　　通常是用K金鑄造，其次是用白金、鈀和銀的合金。

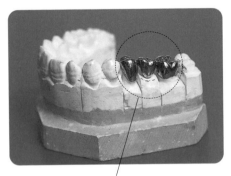

金屬牙套（牙橋）

(金屬融瓷牙套)

　　在金屬上覆蓋陶瓷，牙齒顏色是其優點；缺點是牙齒結構需要磨掉較多以提供空間給金屬及陶瓷。

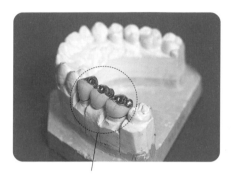

金屬融瓷牙套

(全瓷牙套)

　　由於材料的進步，現今有全瓷牙套用在美觀要求高的部位，其優點是極像真牙；缺點是價格昂貴，因為沒有金屬支撐，材料強度稍比金屬融瓷牙套差。

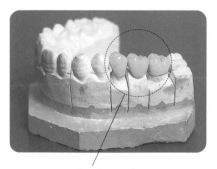

全瓷牙套（牙橋）

(塑鋼牙套)

　　近幾年才新出的材料，主要目的是提供美觀上的需求，價格也比金屬融瓷牙套貴，缺點是不耐磨。

◆　牙橋

　　當喪失一顆或一顆以上牙齒時，需將缺牙的相鄰左右牙齒磨小，作牙橋來恢復咀嚼功能。所以牙橋可能是三個或三個以上的牙套聯結在一起。

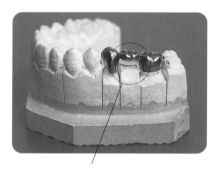

衛生型牙橋

正確觀念

認識牙齒美容

自我診斷

看醫生&用藥

飲食&保養

預防保健

活動假牙

　　牙齒缺損的數目較多，無法使用固定性假牙製作時，所使用的一種方法，可以隨意取出或戴入口腔內，又可分為如下兩種：

◆ 全口活動假牙

　　若整個牙弓都喪失牙齒，全口活動假牙是代替整個齒列的唯一方法。

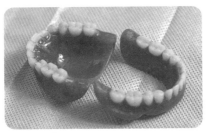

▲全口活動假牙

◆ 部分活動假牙

　　連續喪失兩顆牙齒以上，但還有一些自然牙齒存在。有金屬材料及全部壓克力材料的架子，上面排假牙，取代缺牙。

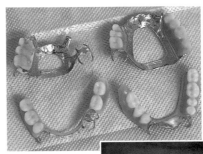

▲部分活動假牙

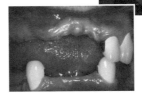

▲戴活動假牙前之口內情形

▲戴上活動假牙在口內之情形

？疑惑與解答

Q 如何選擇瓷牙套或金屬牙套？

A 必須考量到美觀及本身牙齒的咬合狀況，如缺牙處為前面牙齒，當然選瓷牙套，在後面的牙齒則需考量咬合力，若特別喜歡吃硬的食物且磨耗大，如有磨牙習慣者，建議作金屬牙套，否則為美觀而言，也可作瓷牙套，但吃東西要格外小心，以避免咬破。

人工牙根支持式假牙

　　由於人工牙根的發明，改變了上述固定假牙與活動假牙的製作條件，增加了以人工牙根植入齒槽骨內，代替牙根的製作方式，在下列情形下可考慮「人工牙根支持式假牙」。

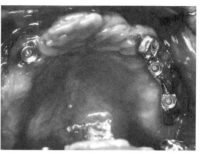
▲人工牙根種植在無牙脊上

◆ 考慮「人工牙根支持式假牙」之前題

- 患者不喜歡活動式的假牙，喜歡固定式的假牙：只要在缺牙區植入適當數目的人工牙根就可以將活動假牙改成固定假牙。
- 患者的活動式假牙咀嚼功能差，且容易鬆脫：只要在適當位置植入幾支人工牙根，所製作的假牙就會好用得多了。
- 患者想要不磨牙而能製作固定式假牙：在缺牙區植入人工牙根，就可以不傷鄰牙（健康牙），而製作出固定式假牙。

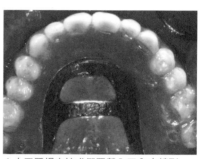
▲人工牙根支持式假牙戴入口內之情形

（感謝台北醫學大學附設醫院贗復牙科陳玫秀主任提供人工牙根支持式假牙圖片）

正確觀念

認識牙齒美容

自我診斷

看醫生&用藥

飲食&保養

預防保健

疑惑與解答

Q 如何選擇「傳統式假牙」（如固定或活動假牙）或「人工牙根支持式假牙」？

A 每個人口腔中的條件不同，需求不同，經濟能力也各異，需由有經驗的牙醫師仔細的診斷與評估之後，再參酌患者本身各方面的條件，然後提出幾種可行的方案予患者選擇，並分析各種方案的優、缺點，如此才有助於患者選擇最符合自己需要的假牙。此外，如何保健口腔清潔，才能確保牙齒健康及假牙永續使用，這可是更重要的！當然，經濟預算也是一項重要的選擇條件，因為在臨床上，若比較兩者費用，則相差懸殊，如一顆牙齒缺損，傳統以牙橋處理的花費約三萬元左右（視材質而定，可能更高或更低），但若以單一顆人工植牙則需 8 至 15 萬元，相差二至四倍！

全口假牙可以取代真牙嗎？

我們常聽到有些人抱怨牙齒很「爛」、治療牙齒很麻煩或怕痛…等，「乾脆把所有牙齒拔掉，作全口假牙算了」，有這種想法的人是千錯萬錯的，因為每一顆牙齒生長在口腔內，埋在齒槽骨中，都有其功能與作用，至少有維持臉部美觀、咀嚼、說話、發音、口腔味覺與消化功能、感覺牙齒的方向感、支撐上下顎及周圍肌肉之協調等功用，倘若牙齒全部拔除，則口腔周圍的肌肉功能馬上改變，原先真牙可感覺到口腔中微細異物位置的功能喪失、味覺改變、發音不清、下巴運動與位移產生變化、咀嚼功能下降及齒槽骨加速吸收，即使製作一副再好的全口假牙或任何形式的義齒，皆無法百分之百恢復原始自然牙齒的功能。

因此，每當拔一顆牙齒時，皆需經過牙醫師的仔細診斷，萬不得已且已無法治療時才拔，否則珍惜每一顆牙齒就是愛惜每一個小生命。

戴全口假牙應注意事項

飲食習慣的改變

食物的選擇宜以軟質食物為主，千萬避免太硬（乾果類）或太黏（花生糖）的東西。咀嚼時，須將大塊食物分為小塊，用後牙平均咀嚼，避免用前牙直接啃食物，如啃甘蔗或嗑瓜子都是可能造成假牙的斷裂及不穩定的錯誤使用方法。

口腔清潔的維護

不要將全口假牙當作固定牙一般，一戴上去就不取下。飯後及睡前將假牙取出以清水清潔，也可以利用一枝軟毛的新牙刷沾肥皂水清洗，或利用市面上販售的假牙清牙粉或潔牙碇按規定使用，因為牙膏的粒子較粗，所以並不建議，另外雖然口腔中已無牙齒，仍須以軟毛牙刷清洗軟組織及舌頭，一星期至少用一次假牙的清潔藥片來浸泡假牙，以殺死附著於假牙上的細菌。

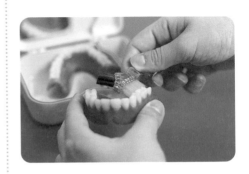

避免新舊假牙的交替使用

雖然新舊假牙都是同一位病人所有的，但是製作的時候所根據的口內狀況是不同的，所以若是新舊假牙交替使用的話，可能會造成假牙的不穩定，假牙可能會容易掉落且無法發揮最佳的咀嚼、發音的功能，可能也會對口內組織造成不適當的受力，而使組織受傷。

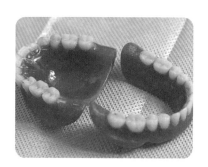

正確 觀念

護齒 牙齒美容

自我 診斷

看醫生&用藥

飲食&保養

預防保健

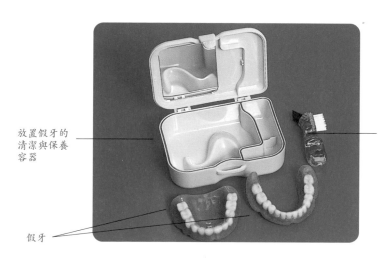

放置假牙的
清潔與保養
容器

清潔用的刷子

假牙

6~8個小時的軟組織休息時間

當假牙不戴的時候最好要放在清水中保持濕潤，建議睡前取出假牙，在清潔完成之後放在固定的容器當中，浸泡於水中，千萬不要泡在熱水中，因為會造成假牙的變形，如此可避免乾燥變形，下次戴的時候比較不會有異物感，也可使假牙下承壓的軟組織藉此休息6~8小時。

咳嗽或大笑時注意蓋住嘴巴，以防假牙掉落

　　全口假牙的病人因為全口無牙，所以假牙的穩定全靠軟組織來提供，而全口假牙穩不穩定除了醫師的技術之外，病人口腔的狀況也是十分重要的，也就是說每一副全口假牙的穩定度都是不一樣的，因此為了避免假牙的脫落，病人於咳嗽或大笑的時候，盡量能夠以手蓋住嘴巴，避免假牙掉出來，若是假牙真的脫落接觸到不潔的地方時，一定要清洗後再戴上。

不要自己動手調整假牙

　　若發現戴全口假牙，在咀嚼、吞嚥或說話時，軟組織會疼痛，此時一定要回診，由醫師找出造成疼痛的原因，千萬不要自以為聰明，任意塗藥或修改假牙。

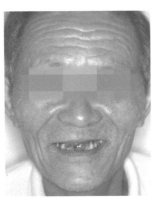
▲多顆牙嚴重缺損之外觀

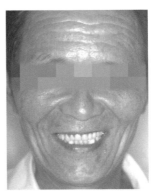
▲戴上活動假牙後微笑外觀

醫生的叮嚀

初戴假牙的患者必須面對下列的問題：

1. **疼痛**：輕微的不舒服將在幾天後改善，但如果疼痛無法忍受或造成破皮，一定要盡快和牙醫師聯絡安排調整時間。
2. **發音改變**：因假牙佔據舌頭平日活動的空間，會影響舌頭靈活，使發音情形改變。
3. **異物感**：初戴假牙的患者會覺得口內似乎塞滿東西，舌頭空間變窄，有口水增多的情形，這在適應數日之後即可獲得改善。

定期半年的回診檢查及調整

　　戴全口假牙的病患應定期回診，最好是每半年能夠回診一次，因為無牙口腔狀況包括無牙與口腔黏膜都是隨著時間持續改變中，尤其骨頭吸收的變化會使假牙變得不密貼，因此定期半年的回診檢查及調查、做假牙的重襯，都可以延長假牙的使用時間。

正確觀念

認識 牙齒美容

自我診斷

看醫生&用藥

飲食&保養

預防保健

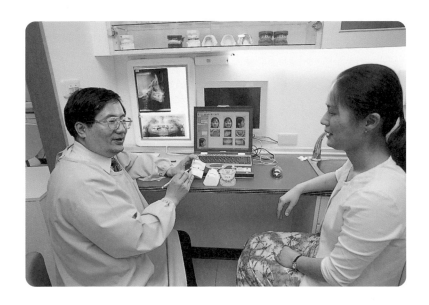

疑惑與解答

Q 有「牙齒美容」科的醫師嗎？

A 目前國內在牙科專科分科上並無「牙齒美容」科，但有「審美牙醫學會」（cosmetic dentistry）的專業團體設立，有關「牙齒美容」包含範圍廣泛，幾乎含蓋各牙科專科（如齒顎矯正科、牙體復形科暨牙周病科、　復牙科、口腔顎面外科…等）。

疑惑與解答

Q 假牙也會蛀牙嗎？

A 一定會，假如口腔衛生沒做好的話，會蛀得更兇，以固定假牙（如牙套）為例，假牙套在真牙上面，兩者之間的縫隙或交界面很容易因口腔衛生不好而齲蝕，又如活動假牙鉤環在支柱齒的周圍，若刷牙不徹底者，亦容易產生齲蝕或牙周發炎的現象。

如何作好牙齒美容？

愛美是人的天性，一口潔白整齊的牙齒，亦為人人期望嚮往的目標，因為牙齒的美醜不但決定面貌外觀，更是口腔健康與咀嚼功能的表徵，因此「牙齒的美容」並不是純粹為美容而去整牙，重要的是讓一口整齊有功能的牙齒，奠定腸胃消化系統健全的第一步，也是身體與心靈健康的首部曲！

在搞定「牙齒美容」前，必須有健全的心理建設與準備，深刻瞭解牙齒美容的需要與目的，有強烈的企圖心與配合度，在時間與經濟前提下，找尋有經驗的合格牙醫師，經過詳細檢查、診斷與會診後，訂定治療計劃，並充分溝通與瞭解後，學會口腔保健，按部就班地依計劃整治，必要時需各相關牙科次專科醫師的分工治療，如此「牙齒美容」的治療工程將可「完全搞定」！

作好「牙齒美容」5步驟

步驟 1
了解自己的需求

首先需清楚自己牙齒的狀況與問題所在，為何要接受「牙齒美容」治療，想要改善什麼地方？改善何種程度與地步？自己有無時間能配合？經濟預算如何？這些需求與主訴，在尋找牙醫師前都必須自我評估，詳細列出問題，以方便尋求解決。

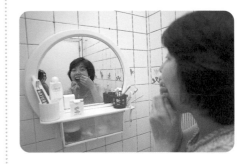

步驟 5
定期回診與維護

牙齒經美容治療後，一定需依指示每半年定期回診維護，尤其嚴格的執行飯後睡前刷牙及使用牙線，更是維持牙齒美容後結果的不二法門，又如作完矯正的病例需依規定戴維持器；作完牙齒漂白者，應少吃含色素食物，以確保漂白成果。

步驟2
尋找適合的牙醫師

因為「牙齒美容」常牽涉許多牙科專業領域，共同分工合作完成，在分工精細的牙科專科中，尋找適合的牙醫師亦成為「牙齒美容」成功的重要步驟；可以先拜訪平常最熟悉的家庭牙醫師，若是「一般的整治」應可應付自如，倘若較複雜的病例，則需會診各相關專科，如齒顎矯正科、贗復牙科、牙周病科、口腔外科等，共同合作完成牙齒美容治療。

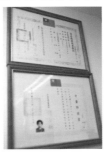

步驟3
詳細查與充分溝通

詳細的檢查包括照全顎環口X-光、測顱X-光、照相、取研究牙模等， 詳見第 98～99 頁 才是完整「牙齒美容」必經的過程與必備的資料，有了這些資料再去分析診斷，然後訂定各式治療計劃，再與病患作充分討論與溝通，包括治療過程、經歷時間、所需費用、結果如何等，唯有詳盡的說明，充分的瞭解，建立良好醫病關係，才是維護「牙齒美容」成功的必要條件。

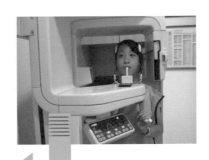

步驟4
接受專業牙科治療

當病患瞭解整個治療過程且同意治療按部就班，有耐性有信心地接受牙醫師的治療，有時候還需多位專科醫師共同協助完成，因此時間的配合與牙醫師的合作性是絕對必要的！

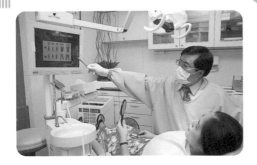

正確 觀念

認識 牙齒美容

自我 診斷

看醫生&用藥

飲食&保養

預防 保健

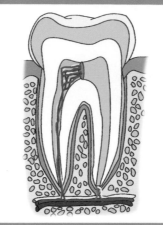

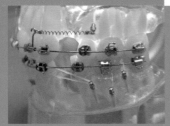

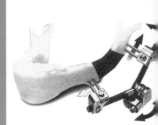

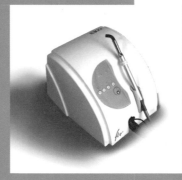

[PART]

2

認識牙齒美容

牙齒可說是人體中最堅硬的組織，堅固地埋在齒槽骨內，主要負責咀嚼、發音與維持臉部美觀，每一顆牙齒都是一個小生命，在牙齒根部的外表或牙齒部的中央處，皆有豐富的神經、血管及結締組織分佈，供給其營養與功能。

因此，每一顆牙齒除了是一個小小的生命體之外，當齲蝕或破壞掉之後，就無法再生，亦即掉了就沒了。由於每顆牙齒都有其特殊位置與功能，分別發揮不同的角色，當不見了之後，首先面臨的就是外觀的不雅與咀嚼的不便，嚴重時會影響消化系統的健康、心理及人際關係，甚至說話異常等，當牙齒不幸拔掉後，就應當做假牙，恢復其應有的功能，若掉牙的空間沒有適時的贋復，周圍的牙齒會向此空間傾倒，對咬的牙齒過度生長，導致牙齒排列異常、齒槽骨塌陷等。

牙齒的組織

牙釉質

由造釉細胞形成，含有96%~99%的無機物質，是身體最硬的部分，同時提供強壯的表面以抵抗撞擊、摩擦與咀嚼食物。

牙本質

佔了牙齒的大部分，且從牙冠延伸至牙根的牙齒全長，牙冠部分被牙釉質包圍，牙根部分被牙骨質包圍，乳牙的牙本質顏色是明顯的亮黃色，恆牙的牙齒是黃色且有點透明，隨著年紀的增加，牙齒顏色會變暗。牙本質含有70%的無機物與30%的有機物和水。

牙骨質

覆蓋牙齒的牙根部，主要功能是將牙齒錨定於齒槽骨內，牙骨質由牙骨質母細胞生成，含有將近50%~60%的有機物，牙骨質不會吸收和再生，跟骨頭不一樣。

牙髓

牙髓腔隨著牙本質的沈積會變小，根尖部分會形成根尖孔；尚未發育完全的牙齒根尖孔很大，最後隨著次牙本質的沈積，根尖孔才變小，牙髓中含有來自牙周膜的神經、血管，也有結締組織、組織液。

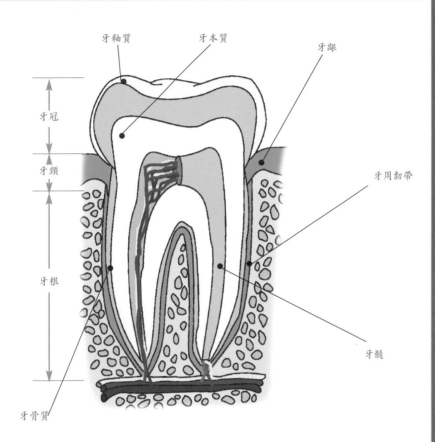

牙釉質　　　　牙本質　　　　　　　牙齦

牙冠

牙頸

牙根

牙骨質

牙周韌帶

牙髓

正確觀念

認識 牙齒美容

自我診斷

看醫生&用藥

飲食&保養

預防保健

牙周組織

　　圍繞著牙齒並維持著牙齒穩固的功能。

◆ 牙齦

　　牙齦是覆蓋在齒槽骨和齒頸部的咀嚼性口腔黏膜，牙齦有來自上骨膜和牙周韌帶的豐富血管支持，隨著個人體質不同而呈現不同顏色。

◆ 牙周韌帶

　　牙周韌帶是緊密的結締組織，組成了纖維群，連結牙骨質與齒槽骨。可支持牙齒承受咬合時的壓力，維持組織之間正常的關係。

牙齒的功能

- 咀嚼食物。
- 維持美觀。
- 協助發音。
- 刺激顎骨發育。

2 牙齒的成長與壽命

人類的牙齒在懷孕第6週時，牙胚即出現於胎兒的口腔中，4個月左右開始鈣化，然後一直到孩子出生的6個月左右，才長出牙齒。

人類具有兩套牙齒，第一套牙齒稱之為「乳牙」，約在2~3歲前長滿20顆，從6歲開始會陸續脫落，取而代之的是「恆牙」（即不會再換牙的牙齒），大概在12歲左右會替換完成；亦即6歲以前的牙齒稱為「乳牙齒列期」，6~12歲為「混合齒列期」，12歲以後稱為「恆牙齒列期」。每顆牙齒的萌發都有一定的時間與順序，太早、太晚都不好，且會出現齒列排序問題，通常牙齒在應該萌發的時間加減一年都是正常的。

牙齒成長四階段

可分為成長期、鈣化期與萌發期及脫落期（指乳牙）等四階段。

成長期

分為三個階段：

◆ 芽孢期

（即起始期，牙齒剛形成的時期）

芽孢期是由口腔中增厚的上皮依每個牙齒的形狀所繞成的，這就是乳牙的芽孢。繼生齒（即會取代乳牙的恆牙）會從乳牙舌側芽孢深處發展出來的，早在胚胎期24週時就已開始。恆牙第一大臼齒的芽孢是在胚胎期的第17週發生，第二大臼齒的芽孢是在出生後的第6個月發生，而第三大臼齒則是在5歲的時候開始的。

◆ 帽形期

（即增殖期，細胞增殖的時期）

在帽形期期間，牙齒的細胞成長且數量增加，會使原本發育中的牙齒大小與比例跟著改變，原本在芽孢期看似實心的牙齒變成空心像帽子一樣的形狀，原胚胎時期的外胚層會發育成牙釉器官，以後發育成牙釉質，原胚胎時期的中胚層會發展成牙乳頭，以後發育成牙髓與牙本質。隨著牙釉器官與牙乳頭的發育，間葉細胞會包圍它們並壓縮形成一囊狀構造，以後發育成牙骨質與牙周韌帶。

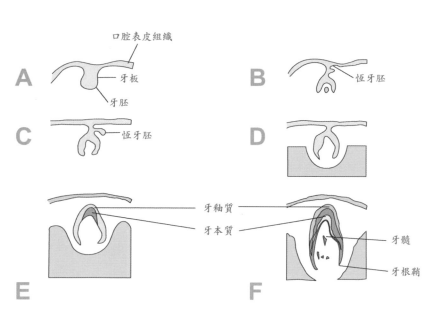

口腔表皮組織

A 牙板
牙胚

B 恆牙胚

C 恆牙胚

D

E 牙釉質
牙本質

F 牙釉質
牙本質
牙髓
牙根鞘

▲牙胚形成各階段

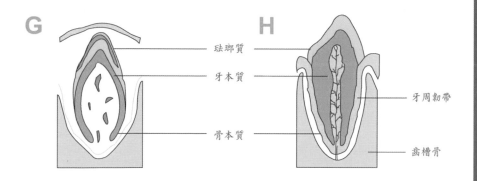

G 琺瑯質
牙本質
骨本質

H 牙周韌帶
齒槽骨

▲牙齒萌發階段

◆ **鐘形期**

即組織構造分化期,牙齒的型態已分化成型

(組織分化)

上皮細胞變成造釉細胞發育成牙釉質。

牙乳頭的周圍細胞變成造牙本質細胞發育成牙本質。

牙囊構造細胞分化成牙骨質細胞並發育成牙骨質。

(型態分化)

造釉細胞生成牙釉質,造牙本質細胞生成牙本質,使牙齒完成它的獨特形狀與大小。這個過程從牙齒的頂端開始漸漸往下移到牙根。

鈣化期

在發育的過程,結構的外形因為鈣或其他礦物鹽類的沈積而變得堅硬,就是鈣化。

◆ **乳齒列時期**

鈣化時間:正門牙A(14週),

第一乳臼齒D(15週半),側門牙B(16週),乳犬齒C(17週),第二乳臼齒E(18週)。

◆ **恆齒列時期**

鈣化時間:3~17歲,鈣化與萌發時間無一定相關性,女生比男生早。

萌發期

牙齒移動到它在口腔內執行功能的位置,稱為萌發。

◆ **乳齒列時期萌發順序與時間**

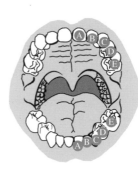

 (6個月)

 (12個月)

 (16個月)

 (20個月)

 (24個月)

疑惑與解答

Q 正在長牙期感到疼痛怎麼辦?

A 通常孩子正在長牙或成人長智齒時,都會感到疼痛、不舒服的感覺,有時痛到吃不下東西、睡不著覺,如果只是輕微的疼痛,可能忍耐一下或吃個止痛藥即可,如果非常嚴重,可能已經出現感染或發炎等問題,最好到醫院請醫生檢查。

疑惑與解答

Q 小孩長牙會發燒嗎?

A 在臨床上,小孩長牙時可能發現有流鼻涕、流口水、急燥不安、輕微發燒、嘔吐、腹瀉等現象,但並不是一定會發生,依學理而言,長牙與上述現象並無強烈的科學相關性,只是小孩階段常有上述症狀發生,「恰好」與「長牙」時間不期而遇的「吻合」罷了!

正確 觀念

認識 牙齒美容

自我 診斷

看醫生&用藥

飲食&保養

預防 保健

◆ **恆牙齒列時期，
萌發順序與時間**

(上顎)
6-1-2-4-3-5-7或6-1-2-4-5-3-7

(下顎)
6-1-2-3-4-5-7或6-1-2-4-3-5-7

萌發順序與時間由基因控制，所
以有個人及人種的差異，女生比男生
早5~6個月左右。

脫落期

乳牙的脫落是一個正常的過程，
它可以讓恆牙有空間長。

當乳牙脫落的時間一到，蝕骨細
胞會從根尖處往牙冠慢慢吸收，最後
牙冠會因為失去支持而掉落。整個過
程中，乳牙被當作是恆牙萌發的引
導，乳牙牙冠幫助保留未來恆牙要長
的位置，而恆牙不會自己脫落，除非
病變或外傷。

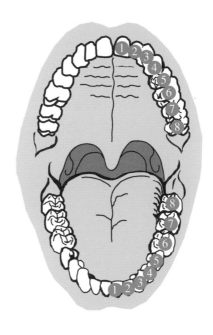

疑惑與解答

Q 長太慢的牙齒，吃鈣有用嗎？

A 鈣質是骨骼發育的要素，但是牙胚的
發育是很早就決定了，並不是發現牙
齒萌發太慢，多吃鈣片就可以讓牙齒
長得快些或大些。若發現牙齒該長而
沒長時，需就醫進一步照X光檢查，如
果沒問題，所要做的事也只是「等待」
就好了！

早期發現問題

若有長牙的問題，還是應及早找牙醫師檢
查，早期發現問題，早期避免日後問題惡
化，至於牙齒（特指恆牙）有無壽命限制，
只要好好保養，人能活多久，牙齒就可用多
久！

認

識

牙

齒

所謂「牙齒美容」，簡單的說就是將「醜」的牙齒變「漂亮」，即當牙齒有病變或缺損且足以影響美觀時，經過各種牙科治療方式，使其恢復美觀、功能與健康；雖然就字義解釋，是以恢復美觀、增進對牙齒視覺漂亮感受為主要訴求，然而美容的治療過程中，除了增進牙齒的美觀，改善因牙齒外觀引起之心理障礙外，同時也能增進牙齒的咀嚼功能，幫忙促進口腔健康，是一舉數得的治療方式與結果！

過去牙醫治療的訴求主要在牙痛的解決、口腔疾病的治療與牙齒喪失的功能恢復，然而進入二十一世紀後，隨著醫學的進展與人類追求更高品質的要求，解決病痛之外還要要求美的結果，所以「牙齒美容學」或「審美牙醫學」大舉興起，成為新世紀的牙醫學主流之一！

「牙齒美容」的特點

以美觀為主的加分治療

微笑時，上面六顆前牙（指兩顆正門齒、側門齒及犬齒，共六顆）大都會微微露出牙齒切緣約 1~2mm。

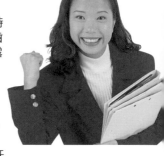

大笑的時候，整個牙齒與牙齦會露出，此時每個牙齒的相鄰關係、比例大小與牙齦關係等都有一定的和諧性，大部分的「牙齒美容」即在增進這些「和諧性」，為美觀加分。而一般牙齒治療雖也考慮到門面美觀，但仍以解決牙痛或恢復牙齒功能為主。

❓ 疑惑與解答

Q 牙齒美容需要開刀嗎？

A 要視美容的項目決定，單純的牙齒治療是不需要開刀，只要門診治療即可，但需多次，倘若牽涉到顎骨或牙齒周圍組織引起之美容矯正，如骨性戽斗、暴牙或牙齦外露等，常需藉外科手術及齒列矯正或牙周手術恢復正常外觀。

強調健康與功能的美觀意識

　　美是很主觀的一種感覺，牙齒的美容到底要建立何種基礎上，有許多爭論，但基本上，滿足病患的需求是第一要務，但同時也要建立在健康的牙齒、牙周組織、口顎系統、正常功能及健全的心理狀態，才算是成功的「牙齒美容」。

全方位的整合性治療

　　由於牙齒美容要解決的問題不只是牙齒本身，包括排列、形狀、色澤、牙周組織等，因此，常常是結合各牙科專科醫師的整合性治療，如：齒顎矯正醫師把牙齒排列整齊，牙周病科醫師將牙齦治療好，贋復牙科醫師最後再依需求把瓷牙套做好等。而每個病例因需求不同，需要不同種類的專科醫師，但也有可能由全科醫師（家庭牙醫師）全部處理，此端視病例狀況與牙醫師專長而定。

充分合作的長期維護

　　牙齒的美容需長期的治療時間，必須病人的充分配合與瞭解，絕不可急就章，因有些牙科治療本身就「費時間費工夫」，而且大部分治療沒有健保，需要一些經濟的預算與準備，最重要的是，一口美麗牙齒的完成後，並不表示就「以後萬事OK」，每半年定期的回診檢查與飯後睡前刷牙、用牙線，並按牙醫師指示使用，則「牙齒美容」的成果將可維持很久。

正確觀念

認識 牙齒美容

自我診斷

看醫生&用藥

飲食&保養

預防保健

相關的研究

狹義的「牙齒美容」，單純指牙齒的異常，如顏色不好看、牙齒形狀很醜不自然、牙齒排列不整齊或缺失掉落等。廣義的「牙齒美容」則指牙齒周圍各種組織的異常或病變，讓牙齒呈現不美或變醜，足以影響美觀與健康。如：牙齦嚴重萎縮、牙齒變長有縫隙、下顎過長、戽斗外觀、牙齒倒咬、上顎過突、牙齦外露、上牙外暴等。

疑惑與解答

Q　牙齒美容有健保給付嗎？
A　原則上，台灣的全民健保給付之牙科醫療項目，多屬因疾病所產生的治療，凡是牽涉到美容的部分皆不給付，不過有些私人保險公司有保（特別是國外），唯其保費相當高！

2 牙齒美容有哪些項目？

牙齒美容的範圍很廣，小至一顆牙齒的美觀矯正，大至整個口腔與齒列所含蓋上下顎的矯治，皆為牙齒美容的項目。

其目的在解決牙齒的排列、顏色、缺損、形狀、牙周形狀及顏面缺損等問題，若以解決問題導向的分類，牙齒美容項目可詳見第16~17頁內容。若以治療方式導向的分類，牙齒美容項目很多，詳細說明如右。

至於選擇那一種的牙齒美容術，還是要先看牙齒的問題在那裡，把問題找出再對症下藥，才能找到合適的治療方式。

美容項目

齒顎矯正治療

解決牙齒排列問題，如：牙齒擁擠不堪、虎牙、暴牙、倒咬等咬合不正所引起的齒列不整，倘若牽涉到成年人之顎骨問題，如：上顎過突引起的暴牙或下顎過突引起的戽斗及前牙倒咬，則需以齒列矯正治療合併正顎手術來矯治。

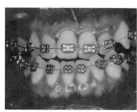

▲牙齒矯正治療

牙齒漂白治療

解決牙齒外表顏色異常，使牙齒變白的治療方式，通常對外在因素所引起的黃板牙較有效，如：抽菸、喝茶、喝咖啡或牙齒本身均勻的變黃，但對內在因素所引起的色斑，如：四環黴素色斑則效果較差，其治療方式從最傳統的超音波洗牙、牙齒拋亮、居家漂白、雷射漂白、冷光漂白等，需依牙齒變色程度選擇最適宜的治療方式。

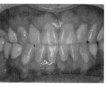
▲漂白前

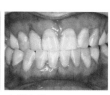
▲漂白後

牙體復形術

解決牙齒表面局部凹陷、蛀蝕或缺損所引起美觀的問題，其方法為選擇與牙齒顏色相近的複合樹脂材料，直接填補在缺陷的地方，可以局部改造牙齒的外觀形狀與顏色，如：兩個牙齒間有一點縫，則可以在兩顆牙齒間各補一些複合樹脂，使兩顆牙變大一些，由於當今牙科材料進步神速，因此，此類材料補完之效果在美觀與實用方面皆可得到滿意之結果。

瓷牙修復術

當牙齒破損太大、顏色太深或形狀變異太大時，可將牙齒磨小，然後取模送技工所，製作一個形狀、顏色與大小皆合乎理想的瓷牙冠，再套入磨小的牙齒上，取代原有的牙齒，以達到美觀與功能之要求，若缺一顆牙時，則可將缺牙相鄰兩顆牙齒磨小，作一副瓷牙橋，以恢復牙齒外觀。

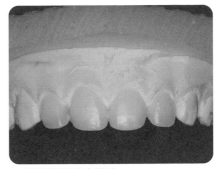
▲瓷牙冠製作前之腊型

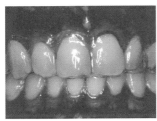
▲貼片前

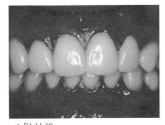
▲貼片後
（感謝台北醫學大學附設醫院膺復牙科陳玫秀主任提供圖片）

陶瓷貼片術

當牙齒顏色太嚴重（如：四環黴素色斑），無法以各式漂白術美白，或牙齒斷裂缺損或牙齒需改變形狀時，可考慮用陶瓷貼片，作法為在牙齒表面磨掉約0.5mm，取模後，送技工所製作一片合乎牙齒形狀與顏色的薄薄陶瓷貼片，利用特殊黏劑，沾黏在牙齒表面，以達到牙齒形狀、顏色與美觀，由於是一片貼片，所以盡量避免吃東西時之側方扭力，否則容易鬆脫。

正確 觀念

認識 牙齒美容

自我 診斷

看醫生&用藥

飲食&保養

預防保健

3D齒雕

是一項運用CAD-CAM(電腦輔助設計－電腦輔助製造)原理所研發出的儀器,共包括螢幕電腦、3D立體構影機及自動瓷塊研磨機,打破過去磨牙、取模、刻臘、燒瓷等傳統假牙製造程序,當牙醫師將牙齒磨小修整後,即以3D攝影機直接取像,立即傳入電腦至自動瓷塊研磨機上,數分鐘後即製造一個新的瓷牙套,或陶瓷貼片等,時間迅速是其最大優點,但仍有少數缺點待克服,費用昂貴即最大缺點。

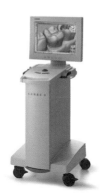

(感謝國華牙材公司提供圖片)

活動假牙修復術

倘若前牙缺失過多,傳統固定之牙橋無法製作時,則需以活動假牙取代,即在口腔中以鋼架套上僅存的牙齒,並在缺牙區排上假牙以恢復外觀。若上下顎全部無牙齒時,則需以全口假牙取代之,即以壓克力樹脂或金屬片跨在無牙脊上,上面再排假牙以恢復外觀。

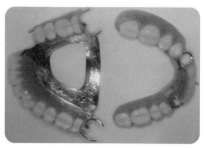

▲活動假牙

人工植牙

即在缺牙區,種植人工牙根,讓齒槽骨與人工牙根形成「骨整合」,並在人工牙根露出口腔部分作瓷牙冠套上,以恢復缺牙之外觀與功能,這種固定式的人工植牙義齒取代過去傳統活動假牙製造,是牙科發展的一大進步,不過人工植牙的選擇與治療,需經過詳細的評估才可行之,並不是每個缺牙皆可作,而且費用又比傳統假牙貴很多。

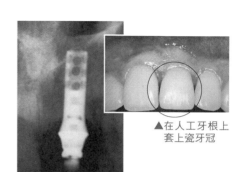

▲人工牙根植體在牙槽骨

▲在人工牙根上套上瓷牙冠

牙周手術

牙齒的美醜有時是周圍牙齦的問題，如：牙齦腫大蓋住牙齒，使牙齒變短或牙齦萎縮，使得牙齒變長、牙縫變大、牙周發炎、牙肉紅腫等，皆需藉各式牙周手術來治療，使牙周組織健康，才能襯托牙齒的美麗。

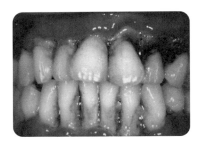

人工牙齦術

當牙周病致使牙齦萎縮導致牙齒變長、牙縫變大，會使外觀不雅、說話漏風，此時可用硬式壓克力或軟式矽膠合成材料製作「人工牙齦」覆蓋齒間牙縫，恢復牙齦外觀與顏色，但這些材料需定期保養、清潔與更換。

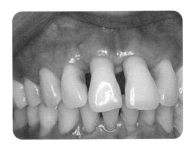

▲人工牙齦裝戴前

正顎手術

由於牙齒是埋在上下顎骨內，當顎骨異常時，會突顯牙齒的問題，如：上顎太突會使上牙外暴、上牙齦外露，下顎太突會使下牙倒咬成戽斗，此時需藉正顎手術切掉某些顎骨，使上下顎骨恢復成正常關係，而整個過程需合併齒列矯正治療。

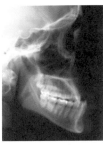 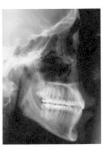

▲矯正前戽斗顎骨及　▲矯正後之正常戽斗
　齒列　　　　　　　　顎骨及齒列

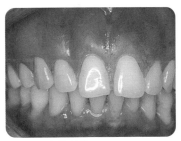

▲人工牙齦裝戴後

（感謝台北醫學大學附設醫院牙周病科呂炫堃主任提供圖片）

正確觀念

認識 牙齒美容

自我診斷

看醫生&用藥

飲食&保養

預防保健

2 哪些人需要做牙齒矯正？

當牙齒排列不正常或其附著之上下顎骨關係不正常，且足以影響其美觀、咀嚼功能、口腔健康或心理障礙時，皆可利用牙齒矯正來改正，以達到一個上下顎骨正常關係下的整齊牙齒排列，增進美觀，促進咬合咀嚼功能及解決心理障礙。

茲將臨床上最常見的適應症詳細說明如右。

需要矯正牙齒的情形

齒列擁擠不正（虎牙）咬合不良

正常的牙齒以一定的咬合關係呈現於上下兩排，並維持嘴形外觀與咀嚼發音等功能，在臨床上，常見牙齒在牙弓中因空間不夠，導致牙齒宛若「疊羅漢」重疊不整，特別是犬齒因較晚才萌發，常因空間不夠長在外面，又因其形似「老虎牙齒」或「豬牙」，常稱「虎牙」或「豬哥牙」。

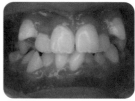

▲虎牙

開咬、深咬（暴牙）、倒咬（地包天）

一般而言，上下前牙的咬合關係為，上前牙在外面，下前牙在裡面，兩者有一定的「垂直覆蓋」與「水平覆蓋」，各約1~2mm左右：

◆ 開咬

當上下牙無法覆蓋接觸而呈開放狀態時，則稱「開咬」，俗稱「開口笑」，此時無法以前牙切咬食物、說話漏風、不雅觀，需要矯正牙齒恢復牙齒美觀與功能。

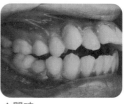

▲開咬

◆ 深咬

當上面前牙覆蓋下前牙超過5mm以上，亦即上下對咬時，快要看不到下前牙，此時稱為「深咬」，若上前牙太前面，水平覆蓋太大則稱之為「暴牙」，嚴重深咬者，下前牙常咬到上前牙背後的牙齦造成牙齦發炎、進食困難，這種病例又常伴隨上牙齦外露、暴牙或下顎後縮，需要矯正治療以恢復美觀、功能與口腔健康。

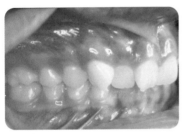

▲深咬

◆ 倒咬（地包天）

當下面前牙咬到上前牙的外面時，猶若代表下牙的「地」包在代表上牙的「天」，所以常稱「地包天」的咬合，此不正常的咬合常合併戽斗，除造成美觀問題外，亦會造成咀嚼功能障礙，牙齒運動受干擾，需矯正治療。

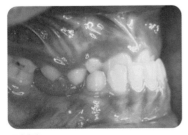

▲倒咬

牙齒空隙間縫與聯合暴牙

當牙齒小、牙弓大時，就會出現牙齒排列稀疏有縫，也有可能因缺牙不補，牙齒異位導致縫隙出現，此時需用矯正關閉縫隙，或配合假牙製作，以恢復美觀與功能。

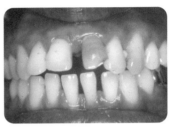

▲牙齒排列縫隙

當上牙及下牙皆往外暴時，臉形側貌呈尖突狀、嘴巴合不攏，需矯正改善。

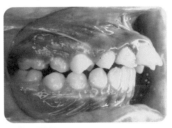

▲上顎暴牙

正確 概念

認識 牙齒美容

自我 診斷

看醫生&用藥

飲食&保養

預防 保健

上顎過突、下顎過突（戽斗）或後縮

人類上下顎骨的前後位置亦呈現一定關係，當上顎太前突，則埋在上面的牙齒亦會隨著外暴，類似布袋戲中「哈麥兩齒」或「七先生」模樣，此時病人常無法閉嘴，上牙齦嚴重外露，使外觀不好看，咀嚼或說話會有障礙。倘若下顎太突或太大，亦會造成前述所提之骨性戽斗、牙齒倒咬（地包天），這種病例常合併上顎發育不夠，所以外觀呈現「竿粿翹」或「月亮臉」；若下顎太小或太後縮，也會造成上下前牙距離加大，形成另一類暴牙。以上牽涉顎骨不正常所導致之牙齒問題，需藉齒列矯正合併正顎手術來完成矯治。

顎骨發育不正、顏面歪斜

臨床上常發現下顎形狀不對稱，導致牙齒無法對齊，呈現歪斜不整、咀嚼功能受限等問題，少數為牙齒因素所致，大部分來自顎骨發育不對稱，此時常需合併齒列矯正與正顎手術，將顎骨關係調到正常位置後，才將牙齒排在正確的顎骨上，以恢復美觀與功能。

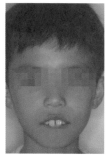 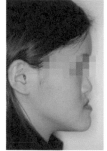

▲上顎過突　　　　　▲下顎過突

❓ 疑惑與解答

Q 牙齒矯正需花費很多嗎？

A 牙齒矯正沒有健保給付，但唇顎裂之牙齒矯正則有健保給付，但必須在大醫院治療，且需事先申請；一般而言，治療費用視病例難易程度而定，收費大多採「分期付款」方式，所以是一般大眾皆可接受的治療方式。

唇腭裂之齒顎矯正與牙弓塌隙

由於唇腭裂常波及上顎牙齒及顎骨，會造成牙齒形狀、數目與排列的異常，可用矯正治療恢復其外觀與功能，又如：牙齒嚴重擁擠或角度傾

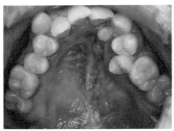

▲唇腭裂修補前常見之牙弓

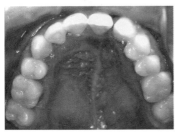

▲唇腭裂修補矯正後之牙弓

斜，常合併齒槽骨塌隙，導致牙弓歪斜等，皆需要利用矯正改善其功能與美觀。

先天性顱顏畸形之齒列矯正

此病例較為稀少，但仍有一些先天性顱顏畸形的病例，常伴隨牙齒問題，如：半邊小耳症常會使半邊的下顎與牙齒相對異常或變小，這種治療需配合整形外科與其他相關科醫師會診，共同治療，牙齒的問題常在外科手術後才開始介入。

假牙製作前之牙齒空間分配、牙齒扶正等

這類的矯正治療是牙齒美容中最常見的病例，即作假牙時，發現牙齒間有程度不等的縫隙，或牙齒之相鄰牙長期缺損導致歪斜傾倒，造成假牙製造的障礙，此時就需用矯正的方式把牙齒排列整齊或排至正確的位置，以便在整齊齒列的條件下作假牙修復，如此牙齒的美容效果才會好！

正確觀念

認識 牙齒美容

自我 診斷

看醫生 & 用藥

飲食 & 保養

預防 保健

需要金錢、耐心、毅力

牙齒矯正除了需要金錢以外，患者還需要具有很大的耐心與毅力接受治療，因為矯正牙齒所要花費的時間頗長，一次又一次的複診，加上治療時的疼痛或不舒服，患者都需要承受，不過若想到將來一口美麗整齊的牙齒，還是忍耐點！

疑惑與解答

Q 牙齒矯正有無年齡限制？

A 年紀小，牙齒在齒槽骨內移動的效果較佳，有時也會有顎骨的塑形與位移的效果，如混合齒列期（約6至12歲）或恆牙剛換好的階段（約12歲左右）。成年人效果就沒有小孩的好，不過在正常上下顎骨關係下的牙齒排列異常，仍可得到好的矯正效果。

2 牙齒矯正方法有哪些？

牙齒矯正的目的就是要把牙齒排整齊，但上下排牙齒分別長在上下顎骨上，因此牙齒移動的過程中，也牽涉到牙齒所附著之齒槽骨與上下顎骨之變化，其治療方式也因牙齒不整齊之種類、施力方式、牙齒矯正之目的而有多種方法，詳細說明如右。

固定矯正與 活動矯正方式

固定矯正方法

即矯正器貼在牙齒表面，上面跨上鋼絲或彈力線來移動牙齒，治療時間多久，矯正器就附著多久，無法拆下，80%的矯正治療都採這種方式，為主流矯正法，容易掌握牙齒移動方向與角度。（詳見第 100～101 頁）

固定的矯正器又稱「牙套」或「牙拖」或「矯正拖槽」等別名，可分「傳統矯正牙套」及「自鎖式矯正牙套」，前者需綁線固定，治療期間較費時，後者無須綁線固定，牙套內有掀蓋裝置可固定矯正線，治療期間明顯縮短，而且大部分的矯正病人反應這種方式比較不痛。

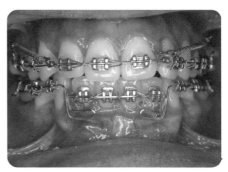

▲固定金屬矯正器

活動矯正方法

　　即利用活動矯正裝置上之各式彈線作用,放在口腔內向牙齒施力,以達到移動牙齒目的,因為有戴才有效,沒戴就沒效,而且牙齒移動方向及角度有限,所以只有少數適合的病例用此方式治療。

詳見第 30～31 頁

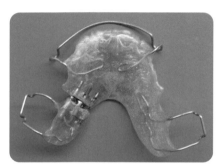

▲活動牙套

拔牙矯正與
不拔牙矯正方式

拔牙矯正法

　　當牙齒擁擠不整齊時,大部分的原因是牙弓的空間不夠牙齒排列,所以常需製造空間容納牙齒,臨床上常拔掉某些牙齒,利用此拔牙縫隙把牙齒移入並排整齊,當作完矯正後,此縫隙也不見了,至於拔那些牙齒、拔

　　幾顆牙齒,都需要經過詳細檢查與診斷後才決定,在臨床的經驗中,需要拔牙矯正治療的人大概佔所有病例的6~7成。

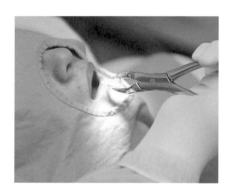

不拔牙矯正法

　　即利用牙齒的現有情況,調整位置,把牙齒排列整齊。

結　語

　　到底要用拔牙或不拔牙的方式來矯正,端視牙齒咬合排列異常與臉部側貌外觀來決定。如:牙齒擁擠沒空間、牙齒外暴或臉型外突,常需要拔掉某些牙齒(常拔四顆第一小臼齒),利用四處縫隙將牙齒排整齊或往內移動以改善外觀,若牙齒已有空隙,或臉部已呈平凹狀,則儘量以不拔牙方式來矯正,這些決定都需經過矯正醫師的檢查與診斷,再與病人說明,作充份溝通。

正確 觀念

認識 牙齒美容

自我 診斷

看醫生&用藥

飲食&保養

預防 保健

□內矯正及 □外矯正方式

就矯正施力的方式與位置可分口內矯正裝置與口外矯正裝置：

口內矯正裝置

所有矯正器皆放在口腔內。

（詳見第 30-31 頁）

口外矯正裝置

這類裝置的小部分在口腔內，大部分在口腔外部，如各種矯正頭帽，戴在頭上，用頸部當「錨定根基」，用橡皮筋連接鋼絲鉤在牙齒上來移動牙齒；又如「反式面弓裝置」，可用來矯正早期骨骼性倒咬，由於這類口外裝置，有許多不方便性，並不是常用裝置，依病例及矯正醫師個人作法喜好而選用。

侵犯性矯正方式

由於矯正科技進步，近幾年發展出許多需藉外科手術來達到移動牙齒、顎骨或維持「錨定」原理的方法。

拉骨生成術（dictraction osteogenesis）

常用於上下顎發育不足、小顎症、不對稱臉及半邊小臉症的常見顱顏畸形，可將欲變長的顎骨先行局部斷折，同時在斷折的兩端骨頭上加裝牽引器，藉漸進拉扯力量，可刺激新骨在兩斷裂面生成，而附著在上的軟組織亦可產生適應的變化，此方式可以解決正顎手術的缺點，避免矯正後顎骨及牙齒「跑回去」（復位）之機會，但這些方法都需專科醫師詳細診斷設計後才運用。

正顎手術

即將上下顎骨之異常，藉手術調整成正常，如太長的下顎骨就切除，太短的下顎骨就增長，開刀期間需住院7天左右，整個療程需與傳統齒列矯正配合。（詳見第 104-109 頁）

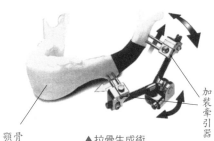

顎骨　　▲拉骨生成術　　加裝牽引器

迷你骨釘矯正法

在傳統的矯正方法中為了移動牙齒必須有錨定設計，最常以後牙綁在一起或黏上顎弓當錨定，當拉前牙時只容許前牙往後，而降低後牙被往前位移，如此可以大幅度改善前牙外暴，現今科技發展迷你骨釘，直接打在顎骨上，以此骨釘直接拉牙齒，避免影響別的牙齒或減少複雜錨定裝置，達到矯正效果。

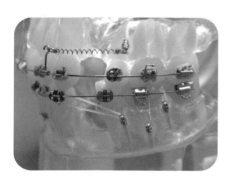

有線矯正與無線矯正方式

約95%以上的矯正皆需戴矯正器，藉鋼絲來移動牙齒，但最近亦有只需戴透明的牙套來矯正牙齒的治療方式問世，但這種號稱不需戴矯正器、無鋼線的矯正只適合一些簡單不拔牙的病例，效果仍待考驗，費用不便宜，治療時間亦變長。

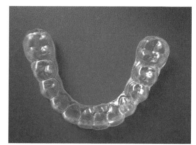

▲透明牙套

唇側矯正與舌側矯正方式

依矯正器黏著位置區分之。

詳見第 26～27 頁

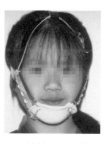 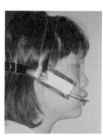

▲口外矯正下顎裝置　▲口外矯正頭帽裝置

正確 觀念

認識 牙齒美容

自我 診斷

看醫生&用藥

飲食&保養

預防保健

牙齒美白的方法有哪些？

　　牙齒美白是牙齒美容中需求量最大，也是最多人會嘗試者，牙齒美白的方法是將漂白劑放在牙齒表面，再利用各種外在刺激（如雷射、冷光、電漿等）加速漂白效果，其結果都可以讓牙齒顏色變白，但是因為漂白的方法不同，可能對牙齒的影響與所獲得的效果也不盡相同，通常可依所漂白之牙齒活性與否分兩大類，也就是活牙漂白與非活牙漂白，詳細介紹如右。

活牙漂白

診所漂白（在診所內、牙醫師操作漂白）

　　漂白過程中藉用光或熱的外力，來加速漂白劑的氧化還原反應，使漂白效果立即可見。現在市場上的雷射漂白、冷光漂白、電漿漂白、紫外線、鹵素光等皆屬之。

◆ 強力漂白：即增加刺激源

（雷射漂白）

　　雷射在1996年被應用在牙齒美白上，目前通過FDA核准可用在牙齒漂白的雷射有：Argon＋CO2雷射、二極體（Diode）雷射。因其波長不同，其美白劑中催化劑的成分亦不同。以35%過氧化氫，塗抹在牙齒表面，加以雷射光激化，連續幾個循環的塗抹、照射即可完成漂白。

- 優點：漂白效果立即可見，美白劑濃度高達35%，對染色較嚴重之病患，漂白效果較佳，且可單顆牙分別照光，所以可以做選擇性漂白。

- 缺點：需昂貴之雷射設備，後牙因器械設計原因，無法漂白。且因漂白劑濃度高，軟組織之保護需小心、確實，否則易造成醫療性傷害。

（冷光漂白）

　　目前市面上所謂冷光漂白，光源波長約為400~500mm的藍光範圍，因其

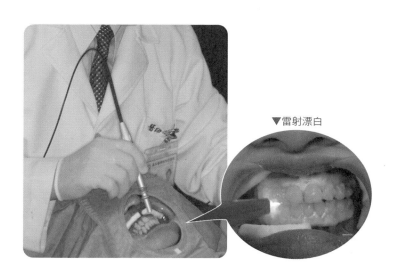

正確 觀念

認識 牙齒美容

自我 診斷

看醫 生&用藥

飲食&保養

預防 保健

▼雷射漂白

溫度改變不明顯，故以冷光命名之。將15％之過氧化氫，塗抹在牙齒表面，在牙齦保護下，一次將前牙20顆一起照射，每一循環為20分，約3個循環，即完成漂白。

（電漿漂白）
　　屬冷光漂白之一種，方法類似。

（紫外線、鹵素光漂白）
　　屬冷光漂白之一種，方法類似。

- 優點：操作容易，一次照全部牙齒，漂白效果立即呈現。漂白劑中含有glycerin和水，可避免牙齒漂白後有脫水之感。

- 缺點：設備昂貴，因一次照射所有前牙，無法針對單一牙齒做選擇性個別漂白。雖然所用之濃度低於雷射漂白，但如對軟組織保護不確實，仍會對軟組織造成傷害。

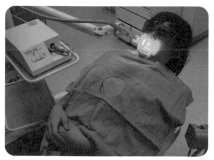

▲電漿光漂白

◆ 不加刺激原漂白

　　不需任何外來光源、直接塗抹漂白劑於牙齒表面30分至1小時，其所採用之漂白劑為35%之Carbamide peroxide。目前市面上有Dentsply的 Illumine（冷膠美白）和Discus的White-speed。

- **優點**：不需任何額外設備，亦無需做軟組織之保護。

- **缺點**：其漂白效果遜於診所強力漂白，常需做3~4次療程，或做於居家漂白之起始漂白。

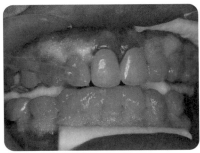

▲直接塗抹漂白劑

居家漂白（在家中依牙醫師指示自行處理）

　　1989年Haywood 和Heymaum提出居家漂白劑，是現今最為廣為使用的活牙漂白術。居家漂白重視的是病患與醫師間之密切合作，利用低濃度的漂白劑以長時間換取漂白效果。所採用之漂白劑一般為尿素過氧化氫，其濃度有10%~22%之間，按濃度之高低，由醫師指示所配戴之時間。尿素過氧化氫之分解。

　　居家漂白牙托的製作，是成功漂白的要素，漂白劑儲存槽的設計已被認為不需要，牙托邊緣取在齒齦緣上1/3~1/4mm處，齒間多頭處做弧線修間不要有銳角，今亦有技工所代製漂白牙托。

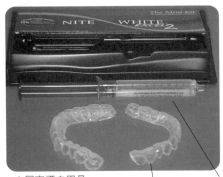

▲居家漂白用具　　　　牙拖　　　　漂白劑

- **優點**：不需昂貴之設備，所用之濃度低，對軟組織之傷害小，且多數漂白劑含有K＋離子、術後敏感現象較輕微，一般分上下顎分開漂白，病患較易比較漂白效果，減少認知上之紛爭。

- **缺點**：所需時間較長（一般為6~8星期），漂白效果會受到患者配合度而影響，如無確實定期回診，易產成過度漂白之處，對夜間磨牙之病患，不適宜夜間長期配戴。

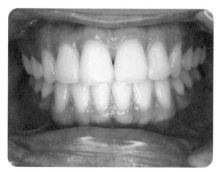

▲居家漂白效果

非活牙根管內漂白

可分在診所內實行之熱催化漂白與離開診所的持續性漂白二種。因熱催化漂白易造成齒頸部牙根外吸收，故建議使用持續性漂白。將欲漂白之牙的牙髓腔內所有充填物，及牙骨質和牙釉質交界下之2~3mm的牙膠去除，放置氫氧化鈣加玻璃離子體作為屏障，牙髓腔內充填35%過氧化氫與硼酸鈉粉之混合劑作為漂白劑，再用材料暫時封閉，每隔3~5天換一次藥，一般約1~3次即可達到漂白效果。

- **優點**：漂白效果佳，如牙齒缺損部位小，可省掉做牙冠。

- **缺點**：操作上如屏障不緻密等，易造成齒頸部牙根外吸收，漂白完後必須定期回診，如有外吸收以便早期發現，早期治療。

正確觀念

認識 牙齒美容

自我診斷

看醫生&用藥

飲食&保養

預防保健

PART 2 牙齒美容的實際案例

　　牙齒美容的範圍很廣，為了讓讀者容易瞭解其實際狀況，特將門診中經常會遇到的案例，以各種治療方式簡述如下。

案例 A： 45歲男性

主訴

　　牙齒缺損且倒咬難看，並想恢復美觀。

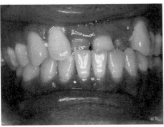

▲前牙蛀牙且成倒咬

醫師分析與治療

問題呈現

　　正常的上下顎骨關係，只有前面三顆門牙倒咬，其中右上正門牙蛀牙並波及牙神經。

治療計劃

　　先將右上正門牙作根管治療，再以矯正方式把倒咬齒列變正常，在正常的齒列下以瓷牙冠修復作完根管治療的牙齒。

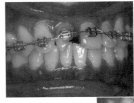

▲先以矯正治療
　將牙齒倒咬齒
　列變正常

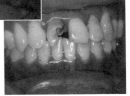

▲矯正後整齊齒列再補牙

治療過程

　　1.根管治療（2週）。
　　2.上排牙齒矯正（6個月）。
　　3.瓷牙修復（2週）。

結果

　　缺損牙齒恢復應有外觀，前牙倒咬消失，增進美觀及咬合功能。

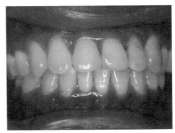

▲將蛀洞牙齒以瓷牙冠修復

案例 B：24歲女性

正確 觀念

認識 牙齒美容

自我 診斷

看醫生&用藥

飲食&保養

預防 保健

主訴

前牙四顆瓷牙倒咬不正常咬合且下巴前突難看，想換瓷牙並改善倒咬及戽斗。

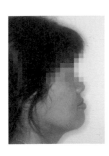

◀因前牙倒咬影響下巴呈戽斗

醫師分析與治療

問題呈現

下顎骨稍長有輕微戽斗，但因牙齒倒咬更突顯戽斗外觀。

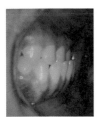 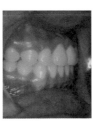

▲前牙倒咬　　　▲治療後正常的前牙齒列關係

治療計劃

先將上前四顆瓷牙換成臨時牙套，以矯正治療改正倒咬，最後在正常的齒列咬合關係下完成四顆瓷牙修復。

治療過程

1. 拆四顆上前瓷牙冠並以臨時牙套取代（2週）。
2. 全口齒列矯正（12個月）。
3. 四顆瓷牙修復（2週）。

結果

四顆牙齒倒咬改善，下巴位置隨之後縮，戽斗外觀明顯改善。

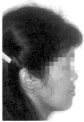

▲前牙倒咬改善後，側貌外觀明顯改善

案例 C：14歲女性

主訴

牙齒被撞斷缺損且暴牙，想恢復正常牙齒及外觀。

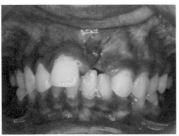

▲嚴重暴牙且左上門牙撞斷缺失

醫師分析與治療

問題呈現

上顎嚴重暴牙，左上正門牙被撞斷缺失。

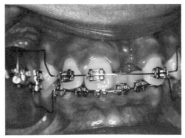

▲經拔除上下顎第一小臼齒及齒列矯正

治療計劃

拔四顆小臼齒進行齒列矯正，將齒列排整齊後再以傳統牙橋修復，將缺牙補好。

治療過程

1.齒列矯正 （18個月）。
2.瓷牙牙橋修復（3週）。

結果

暴牙消失，嘴型改變，缺牙補齊。

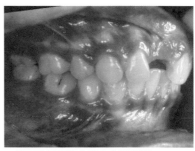

▲矯正後暴牙消失整齊齒列側面

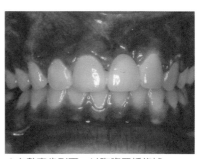

▲在整齊齒列下，以陶瓷牙橋修補

案例 D： 21歲女性

主訴

改善牙齒縫隙即暴牙外觀。

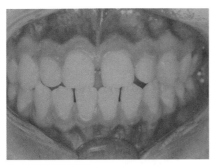
▲上下牙齒有縫隙

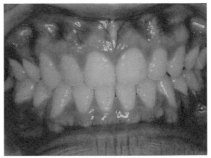
▲矯正治療後牙齒排列整齊

正確 概念

認識 牙齒美容

自我 診斷

看醫 生&用藥

飲食&保養

預防 保健

（結果）
牙縫關閉， 暴牙消失，嘴型改變。

醫師分析與治療

（問題呈現）
上下牙外暴且有縫隙，外觀側貌呈外凸狀。

（治療計劃）
拔四顆小臼齒進行齒列矯正，將牙齒往內收。

（治療過程）
齒列矯正（17個月）。

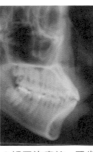
▲矯正治療前，牙齒
上下聯合暴

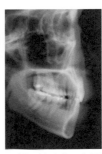
▲矯正治療後，上下
牙齒內移

案例 E：16歲男性

主訴

解決前牙開咬無法咀嚼食物，及黃板牙問題。

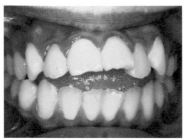

▲16歲男性，前牙開咬

醫師分析與治療

(問題呈現)

前牙開咬與外暴，牙齒顏色太黃。

(治療計劃)

拔四顆小臼齒進行齒列矯正，將牙齒內收並咬密，再以雷射漂白牙齒。

(治療過程)

1.齒列矯正（18個月）。
2.雷射漂白（1.5個小時）。

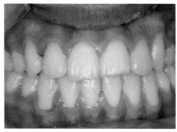

▲矯正後整齊齒列，再經牙齒漂白

(結果)

牙齒咬密，顏色變白。

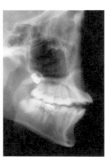 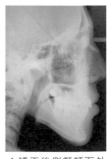

▲矯正前側顱顏面外　　▲矯正後側顱顏面外
　觀及開咬　　　　　　　觀及正常咬合

案例 F： 65歲男性

主訴

改善牙齒缺損無法進時及美觀。

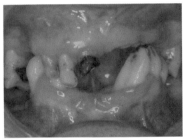

▲上下缺牙，牙齒歪斜

醫師分析與治療

問題呈現

上下牙共缺損14顆，有牙周病，進食不便，說話漏風。

治療計劃

現存牙齒進行牙周治療及牙冠修復，再上下各作一副活動假牙。

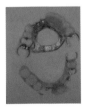

▲牙齒治療並作上下活動假牙

治療過程

1.牙周治療（2個月）。
2.牙冠修復（1個月）。
3.活動假牙製作（2個月）。

結果

缺損牙齒補好，進食改善，美觀增進，牙周健康。

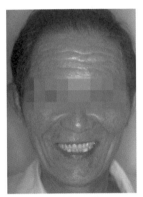

▲戴上活動假牙後微笑外觀

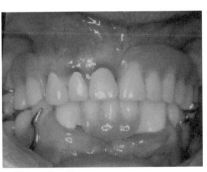

▲戴上活動假牙

正確觀念

認識 牙齒美容

自我診斷

看醫生&用藥

飲食&保養

預防保健

案例 G ： 25歲女性

主訴

改善上牙齦嚴重外露。

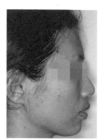

▲嘴唇外暴

醫師分析與治療

問題呈現

上牙齦過長，上排齒列完全覆蓋下排齒列，上顎骨過度生長，側貌外凸。

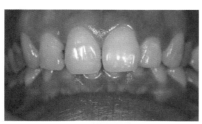

▲上顎牙齒及牙齦蓋過下排

治療計劃

拔4顆小臼齒進行齒列矯正合併正顎手術治療，將顎骨切短後移。

治療過程

1.齒列矯正（5個月）。
2.正顎手術（4個小時）。
3.齒列矯正（5個月）。

結果

上下顎骨關係正常，齒列咬合正常，和諧美觀之側貌。

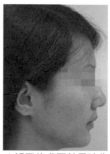

▲矯正後嘴唇外暴消失

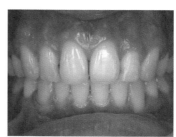

▲矯正後上下排牙齒整齊

案例 H：23歲女性

主訴

牙齒倒咬戽斗。

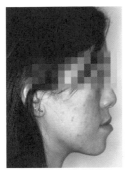

▲23歲女性前牙倒咬

醫師分析與治療

(問題呈現)

下顎骨過度生長，導致牙齒地包天，及戽斗外貌。

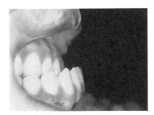

▲牙齒嚴重倒咬側面觀

(治療計劃)

齒列矯正合併正顎手術治療，將下顎骨切短，牙齒排列整齊。

(治療過程)

1.齒列矯正（4個月）。
2.正顎手術（4個小時）。
3.齒列矯正（5個月）。

(結果)

上下顎骨關係正常，齒列咬合正常，和諧美觀之側貌。

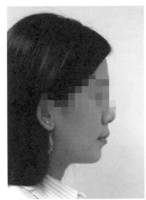

▲經牙齒矯正及正顎手術治療

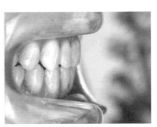

▲矯正後之正常上下排牙齒側面外觀

正確觀念

認識 牙齒美容

自我 診斷

看醫 生&用藥

飲食&保養

預防保健

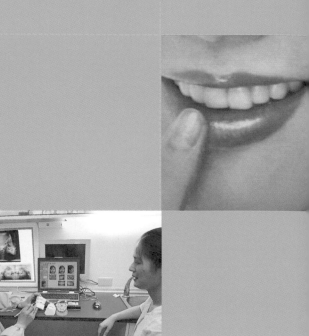

牙齒美容自我診斷

3 我需要牙齒美容嗎?

從前面兩章的說明,相信讀者對牙齒美容已有概念性的認識,以下就依牙齒美容需要解決之問題細項,依序列表於後。

你可以就每一項目,自己看鏡子作自我初步檢視,並將手洗乾淨後,以手指輕輕摸觸牙齒,檢視位置與動搖情形,若回答問題中的「有」項目愈多時,表示你愈需要接受牙齒美容,若受個人動機、經濟與時間等因素影響,而無法接受時,則可分批接受牙齒美容治療,在此建議,這只是一個自我檢查表,一切問題的解決方式還是要及早找合格牙醫師或相關科別醫師進一步檢查與診治。

牙齒檢查DIY

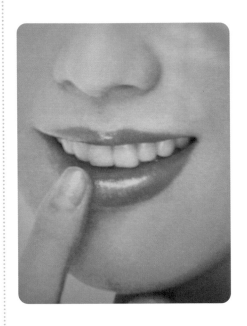

牙齒的美容是包含多種問題,右表的描述,常常是各種問題的結合!

牙齒排列自我檢測表

問題描述	有	無
□ 1.上排牙齒排列有無整齊？	□	□
□ 2.下排牙齒排列有無整齊？	□	□
□ 3.上下排牙齒有無緊密咬合？	□	□
□ 4.上下齒列咬合時，前牙垂直覆蓋程度 正常覆蓋範圍內（正常覆蓋1~2mm）？	□	□
□ 5.上下齒列咬合時，前牙水平覆蓋程度 正常覆蓋範圍內（正常覆蓋1~2mm）？	□	□
□ 6.牙齒有無出現間縫？	□	□
□ 7.牙齒有無出現倒咬（地包天）？	□	□
□ 8.牙齒有無出現虎牙或牙齒重疊？	□	□
□ 9.牙齒有無出現上牙外暴（暴牙） 或上下牙外暴（聯合暴）？	□	□
□ 10.牙齒有無出現前牙開咬（咬不密、有空隙）？	□	□
□ 11.左右邊牙齒排列有無對稱？	□	□

牙周組織與牙齒關係的自我檢查表

問題描述	有	無
□ 1.牙齦有無萎縮？	□	□
□ 2.牙齦有無紅腫？	□	□
□ 3.刷牙時有無容易流血？	□	□
□ 4.口腔有無輕易聞到口臭？	□	□
□ 5.牙齒周圍有無沈積牙結石？	□	□
□ 6.牙齒周圍有無沈積牙垢、牙菌斑？	□	□
□ 7.牙齦有無出現黑色斑或不正常顏色？	□	□

正確觀念

認識 牙齒

自我 診斷

看醫生&用藥

飲食&保養

預防 保健

自

我

診

斷

牙齒形狀、顏色與數目自我檢查表

問　題　描　述	有	無
□ 1.牙齒有無缺損、缺一角或蛀洞情形？	□	□
□ 2.牙齒有無因抽菸、喝茶、喝咖啡或吃咖哩等，造成顏色變深？	□	□
□ 3.牙齒有無因小時候吃四環黴素導致有一條條帶狀色斑出現？	□	□
□ 4.牙齒表面有無因填補材料造成不同色澤？	□	□
□ 5.牙齒有無顯現特別小，而與鄰牙出現空隙？	□	□
□ 6.牙齒有無斷裂而沒補者？	□	□
□ 7.牙齒有無缺失或被拔掉而沒補者？	□	□
□ 8.牙齒有無因牙齦萎縮而變長且有縫隙？	□	□
□ 9.牙齒有無因牙齦腫大被覆蓋而變短？	□	□
□ 10.牙齒有無因磨牙或咬硬的食物而呈現切端磨耗缺損？	□	□
□ 11.口腔內有無不良假牙導致牙齒形狀不對稱和諧？	□	□
□ 12.牙齒外表有無出現不正常色斑？	□	□
□ 13.牙齒有無因撞傷而沒處理者？	□	□
□ 14.牙齒有無作完根管治療而無作牙冠者？	□	□

臉部外觀與牙齒關係自我檢查表

問　題　描　述	有	無
□ 1.嘴唇放輕鬆時，牙齒有無露出？	□	□
□ 2.微笑時，牙齦有無露出超出1mm以上？	□	□
□ 3.閉嘴時，有無需出很大力量，使口腔周圍出現 　　肌肉繃緊現象？	□	□
□ 4.臉形外觀有無左右對稱？	□	□
□ 5.微笑時，臉形外觀與嘴唇有無左右對稱？	□	□
□ 6.下巴有無左右對稱或歪斜？	□	□
□ 7.上唇有無特別翹而合不攏？	□	□
□ 8.開閉口時，耳朵前方有無聲響？	□	□
□ 9.下巴有無太長或戽斗？	□	□

正確 觀念

認識 牙齒

自我 診斷

看醫生&用藥

飲食&保養

預防 保健

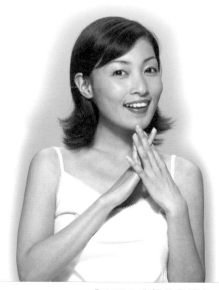

3 牙齒美容的個人條件

　　當「自我檢測」牙齒後發現有問題，就應該找牙醫師作進一步治療，在找牙醫師治療前，更應對自己適不適合作牙齒美容的條件做一番審視，畢竟牙齒美容也是一項醫療行為，除了考量全身健康狀況外，尚需考量年齡條件、個人動機與意願、預算與時間、配合度與合作性等，茲詳述如下，先行自我評估，以作為看牙醫師時之重要參考！

我可以做牙齒美容嗎？

全身健康狀況

　　若有下列全身性疾病者，不適合作牙齒美容：

- 嚴重心臟血管的疾病，如：重度高血壓（HP>170~190/115~125）、心肌梗塞者、高頻率心絞痛者、細菌性心膜炎（若治療前需服用抗生素）等病史。

- 嚴重內分泌疾病，如：嚴重糖尿病者（飯前血糖＞250mg/d）、嚴重甲狀腺功能或腎上腺功能異常者。

- 血液性疾病，如：凝血性疾病（流血不止者）、惡性血液疾病（白血病、淋巴瘤等）。

- 嚴重氣喘者、中風、癲癇等。

- 精神性疾病、傳染病、性病等。

- 癌症、長期口腔電療、全身化療者。

　　若有輕微的全身性疾病，看牙醫前應主動告訴牙醫師，必要時需會診內科相關科。

年齡的考量

　　牙齒美容基本上沒有年齡的限制，只要牙科應診者之全身健康許可的話，應可以接受治療，但年紀愈長者，則應考慮愈簡單的處理為原則；若考量到牙齒矯正治療，年紀小比年紀大者效果好，若考量假牙製作時，最好等青春發育完全、齒列生長穩定後再作；若考量正顎手術，則除了身體健康外，愈成熟的成人愈適合，最好20歲以後進行。

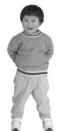
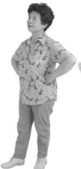

預算與經濟準備

　　由於大多數的牙齒美容皆無健保，屬於自費，且價格偏高，因此作之前需有充分的經濟準備與預算，牙齒美容的計劃可依經濟能力，依優先順序完成，以減少負擔。

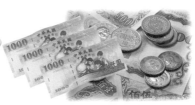

個人動機與意願

　　牙齒美容常需費時費錢，為何要讓牙齒變美的動機與意願，變得很重要，若有強烈動機的人，大多能配合治療過程中的冗長時間且可忍受偶爾的不適，若動機不單純，如有其他非牙齒因素來接受牙齒美容者，牙齒美容的結果很難被滿意，易衍生另類醫療糾紛，因此當決定要接受牙齒美容時，需有正確的認知與體驗。

配合度與合作性

　　作牙齒美容前要先問自己是否可以騰出時間，在一段治療期間內依牙醫師之預約時間準備赴診，不能中途停作或移民、長期旅遊等，而且能依牙醫師指示，勤刷牙、用牙線及各項注意規定，倘若以上都可遵守，「牙齒美容」大概萬事具備，只欠東風罷了！

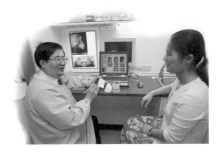

正確觀念

認識牙齒

自我診斷

看醫生&用藥

飲食&保養

預防保健

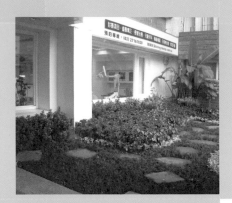

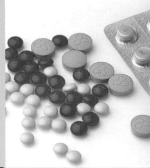

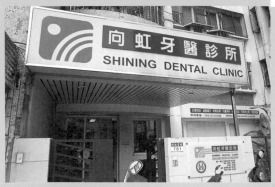

[PART]

4

牙齒美容看醫生＆用藥

到哪裡做牙齒美容？

目前坊間牙醫診所林立，各式治療招牌琳瑯滿目，到底要去那裡做牙齒美容呢？

基本上只要是合格的牙醫師都有能力治療一般性的「牙齒美容」，若是牽涉到較複雜的牙齒美容，如需作齒顎矯正、正顎手術或牙周病手術等，則需合格的專科醫師治療，比較有保障；至於到私人診所或大醫院的牙科部門，則需視該診所或醫院牙科的診療水準、醫療團隊人力、醫療能力與設備，如動刀的正顎手術必須要在醫院的開刀房內進行。一般而言，80%的牙齒美容皆可在牙醫診所內進行，若較複雜的病例，最好到有分科或各項設備齊全的醫療院所就診！

可以看診的地方

私人牙醫診所

(特色)

大部分的診所都可提供牙齒美容的服務，只是服務的內容與項目需要問清楚，因為這些牽涉到牙醫師的專長與能力及有無完善的醫療設備。目前在台灣的牙醫診所，其差異性相當大，牙醫診所從一台治療椅、一位牙醫師到多台治療椅、多位牙醫師、設備先進的大規模診所都有。

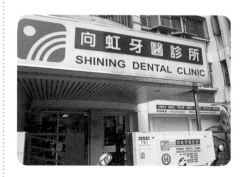

看診預約

牙科看診需耗費較久時間，因此大部分看診為預約制，尤其矯正牙齒的美容，依筆者過去經驗，每年寒暑假是青少年學生的「就診旺季」，也是正顎手術的「開刀旺季」，因此若要牙齒矯正美容，可以先預約，早作安排。

優點

方便性高，隱密性好，可近性優，價格較有彈性。

缺點

各診所間之牙醫師專長能力與醫療設備差異性大，品質較難掌握。

注　意

到診所看牙前，需搜集充分資訊，根據自己的需求，最好先找平常固定的家庭牙醫師諮詢，若沒有適當者，再依先前搜集相關資訊或經人介紹，找合格的牙醫師進一步提出需求，並與牙醫師作充分溝通，由牙醫師提出建議與處置方法。

教學醫院牙科

特色

大型教學醫院的牙科規模較大，大部分都有完整的分科，各種類別牙科專科醫師較齊全，設備也較充分，可以結合多科會診，提供全方位的牙齒美容服務，尤其是需開刀房手術的病例或有全身性疾病之牙科處置，皆適合在醫院牙科作。

優點

人才多，分科細，設備齊全，品質較整齊有保障。

缺點

方便性較差，隱密性較低，可近性較劣，價格固定。

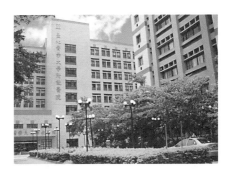

注　意

由於教學醫院牙科看診的人數較多，看診時段有限，行政手續繁瑣，其不便性與缺點恰好是私人牙醫診所能給予的不足之處。

醫師的叮嚀

牙齒美容術與牙醫師的學識、經驗及所屬醫療團隊有很大的關係，因此病人選擇就醫場所時，除了就醫地點與選擇就診時間的方便性外，醫療團隊的配合、有無專科醫師的合作與參與，也是選擇就醫地點的重要事項。

正確觀念

認識牙齒

自我診斷

看醫生&用藥

飲食&保養

預防保健

4 如何選擇合適的醫師？

牙齒美容成功因素很多，前面各章節已分別敘述，但最重要的關鍵在於幫你作牙齒美容的「主治醫師」，其學識背景、經驗、能力、親切態度等，是決定選擇合適主治醫師的條件與關鍵。

在台灣合格牙醫師的養成，大多都可處置一般性的病例，包括一般性簡單的「牙齒美容」，如前牙的填補、瓷牙冠的裂作等，但許多「牙齒美容」牽涉到複雜的層面，如需作齒列矯正、整合性假牙重建、正顎手術等，則需由學有專精的「專科醫師」來治療。

評定牙醫師的要點

- 學經歷、資歷與從事臨床年數。
- 除牙科醫師證書外，有無牙科專科醫師訓練的資歷與證書證明。
- 只從事一般牙科的臨床治療工作、只從事單一專科的臨床工作，或全科治療工作。

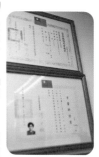

- 過去與「牙齒美容」相關治療過病患的口碑及風評。
- 業界的風評。
- 態度親切負責，願意花時間說明與溝通。

尋找牙醫師的途徑

經人介紹

此為一般人最可靠與信賴的方式，尤其經過成功病患的轉介，其公信力更高，接受度更強，其次才是親朋好友的介紹。

相關的資訊

目前牙科的各專科醫師制度尚未官方認證（口腔顎面外科與口腔病理科除外），並沒規定某些治療項目只能讓該專科醫師作，只要能熟稔該科治療且可以達到一定的品質，對病患有利，任何牙醫師都可以作。

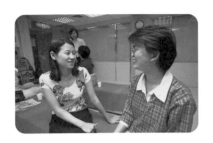

正確觀念

認識牙齒

自我診斷

看醫生&用藥

飲食&保養

預防保健

由醫院門診表得知

若不知道要看那一個牙科的專科時，可直接到大醫院索取門診表，上面皆有詳細說明，可依指示掛號，或詢問櫃台人員。

從媒體介紹得知

有些牙醫師可能在許多報章媒體發表相關文章，閱讀後，若與所述有雷同狀況，可徵詢寫作牙醫師的看法或意見，不見得就馬上登門看診。

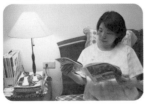

從網站或廣告媒體得知

可以上網查詢或從報章媒體之廣告頁得知，由於只從片面資訊很難斷定牙醫師醫療品質之優劣，最好先以電子郵件或去電詢問清楚，多比較多徵詢，再決定看診地方與牙醫師。

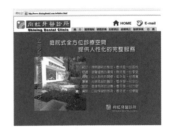

直接到門診看診

經過多方的考量與諮詢後，直接到門診找牙醫師看診是最直接的方式，你可以進一步瞭解其專業能力，是否具有耐心、親切態度、可以充分溝通與說明的能力，以作為選擇合適牙醫師之重要考量。

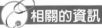 **相關的資訊**

過去民眾的觀念認為牙科就一個專科，但隨著牙醫學的進步，國外先進國家早已分成至少十種以上的牙科專科醫師，目前台灣衛生署對牙科只公佈「口腔顎面外科」及「口腔病理科」兩個專科醫師制，但各牙科專科學會早已各自成立「專科醫師制度」，且行之多年，衛生署也正在考慮牙科專科醫師制度之設立。

 醫師的叮嚀

雖然專科醫師並不表示就是「最棒的專家」，但至少是該專科領域較專精的醫師，目前「牙齒美容」並無所謂的專科醫師，但其服務內容已涵蓋許多專科，至少包括口腔顎面外科、齒顎矯正科、牙體復形科、贋復牙科、牙周病科等等。

看醫生前應該知道的事情

大部分的「牙齒美容」是為了美觀的加分而去找牙醫師整治牙齒,而且事先已經很清楚自己牙齒的缺失,以及要改變到何種地步。

因此,在就醫前如何選擇看牙的地點及如何找到一位合適的牙醫師是重要的先決事項,已在前面章節詳述;接下來就應該開始對看牙醫師之前的準備有所規劃,其優點是可讓自己更瞭解自己牙齒的問題,有系統的將問題記錄下來,以方便在看牙醫師時詳細告知,幫助牙醫師的診斷與治療計劃擬訂,增進醫病雙方的溝通,以下就針對看牙醫師前應該知道的事情分述於後。

美容牙齒應有的正確觀念

合理的期待

由於「牙齒美容」的最終目的是要把牙齒及其相關組織變更美麗與健康,但由於病人本身的條件無法達成期望,或是每個人對「美」的認知與牙醫師的認定會有差距。因此,在看牙醫之前,每個人應對牙齒美容的動機與期望有所瞭解,絕對不能有情緒性的期待,如要像某明星或以得到某人的芳心。

多需要自費且療程較長

90%以上的「牙齒美容」都屬於自費項目且費用不低,因此應有心理準備與經濟預算,而且各式牙齒美容項目都很費時,從最簡單的單顆瓷牙套修復,需2~3趟才能完成,其中一次修磨牙齒及取模過程也需1個小時左右;又如全口牙齒矯正治療,其療程平均長達1年半至2年,每2~4週要去找矯正醫師調整,所以牙齒美容前必須有時間的規劃及耐心毅力。

?? 疑惑與解答

Q 要不要帶健保卡?
A 由於「牙齒美容」大部分皆自費,但在治療過程中視狀況,可能某些項目可以健保給付,因此建議隨身攜帶健保卡,以臨時備用。

記錄問題與訴求，準備過去照片與資料

　　由於要作「牙齒美容」的病人大都清楚自己要改善的問題與內容，為了讓看牙期間，能在短時間讓牙醫師有所了解，就診前最好能將所有問題，包括：牙齒的問題、全身性的狀況（如吃藥有無過敏、心臟病、糖尿

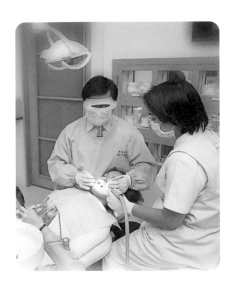

病等），對牙齒美容的期待與希望等，詳細記錄，最好能帶以前的照片以供參考，方便牙醫師診斷。

事先預約，確保醫療品質

　　由於牙科看診需花費較長時間，當決定要去看牙的地點與主治醫師後，應打電話預約掛號並約診，可以的話最好事先電話諮詢，確定看診時間，避免白跑一趟。

避免濃粧艷抹，看診前應刷牙

　　看牙醫師時，不必濃粧艷抹，以避免牙醫的雙手碰觸臉頰化粧品，造成不便，尤其是擦口紅者，因為易污染牙醫師看牙的器具與口腔內的牙齒或傷口；同時在看牙前務必避免吃味道腥濃的食物，如臭豆腐、榴槤等，且要刷牙乾淨後才去看牙醫，這是一種基本禮貌，也是避免口腔感染的基本方法之一。

正確觀念

認識牙齒

自我診斷

看醫生&用藥

飲食&保養

預防保健

 醫師的叮嚀

牙齒美容的患者，雖然不是重大疾病或引起病痛的症狀，但在治療過程中，可能需要打麻藥、拔牙、小手術等，因此對全身性健康的評估尤其重要，若平常有健康檢查的人，應診時可以帶最近的健康檢查報告，以供牙醫師參考！

最好有親友陪同

牙齒美容的年齡層，可能從小學生的齒列矯正治療到老年人的全口假牙治療，因此應診者看狀況，得有親友陪伴應診，尤其大部分的學生因牙齒問題需矯正美容時，最好父母都能陪伴及做決定，讓牙醫師一起為父母解釋，避免單方因不瞭解而對醫療有所誤解或不明白，造成無謂的醫病問題。

醫生會問的問題

一般看牙齒之前，護士小姐都會拿一份簡單問卷單讓應診者填寫，由裡面內容大致可分為病人之基本資料、看牙科求診之主訴、過去牙科病史（如：有無拔牙經驗、多久前拔、有無拔牙後流血不止等）、過去全身性病史（如：有無心臟血管疾病、糖尿病、血液疾病、性病等）、吃藥有無過敏、有無懷孕等，病人需詳細填寫，若年紀太小或太老者，可由陪伴者依患者狀況回答代填，然後再由患者親自簽名。

牙醫師在看診前會詳細過目這些資料，以瞭解病患的全身性狀況及過去牙科問題，並針對主訴來詢問病患。以下就針對第一次看牙門診時，牙醫師對「牙齒美容」常問的問題及其背後的意義分析。

醫病答客問

醫生可能會問的問題

- 為什麼要來作牙齒美容？ ━━━━━
- 想要改善那一個地方？ ━━━━━━
- 想要把牙齒美容到何種程度？
- 有無全身性的問題？ ━━━━━━
- 多久前拔過牙？ ━━━━━
  有無問題（如：流血不止）
- 有無戴過活動假牙經驗？接受程度？ ━━
- 晚上睡覺有無磨牙習慣？ ━━━━
- 可否確實作好刷牙與用牙線等口腔保健工作？
- 可否長期配合約診治療？ ━━━━
  中間不能中斷或停止？
- 是否瞭解牙齒美容？ ━━━━━

事前充分溝通

牙醫師的詢問，病患需誠實以對，尤其是對「牙齒美容」的瞭解與認知時，更應事前說清楚、講明白，以作為牙醫師之參考，更重要的是，可藉事前醫病雙方對「美」認知的共識，以避免事後對「美」的認知差距而導致醫病糾紛。

病患可能的回答

- → 為了漂亮、吃飯方便、增加自信等（明確說出目的與動機）。
- → 前面門牙變更白、前面暴牙、上面虎牙、門牙斷掉、牙齦露太多等（明確說出那一顆牙齒與部位）。
- → 牙齒變白、齒列變整齊、牙齒形狀好看等。（明確說出美容後的期待與希望）
- → B型肝炎、高血壓、心臟病、糖尿病…等（詳實說出身體的問題）。
- → 沒有、一年前拔過兩顆等（確實說明時間、拔牙數目及術後狀況）。
- → 有、沒有、不知道等（說明對戴假牙的意願與想法）。
- → 有、沒有、不知道等（若不知道時，可請問枕邊人或家人）。
- → 可以、不可以、試試看、盡量學等（明確說明對口腔保健之執行意願）。
- → 可以、不可以、不確定、盡量安排等（明確告知）。
- → 是、否、不清楚等（誠實明確回答）。

醫師的叮嚀

若有移民或出國讀書等長期離開打算的病人，比較不適合作牙齒矯正美容治療，除非等療程結束再出國或移民，否則就不建議作，乾脆出國回來再作或等學成歸國再作。

醫師的叮嚀

進一步的問題將等牙醫師詳細檢查口腔後，再講解治療過程與溝通說明中進行之。

正確觀念

認識牙齒

自我診斷

看醫生&用藥

飲食&保養

預防保健

4 可能會做的檢查

當第一次看牙科門診時，除了填寫問卷並經過牙醫師的初步口頭詢問後，接下來牙醫師會依病人的主訴，對口腔內的牙齒作一粗略的檢視，然後告訴患者大概情況，並決定是否要進一步檢查，倘若病人願意的話，可繼續作檢查或安排下一次的檢查時間。

由於「牙齒美容」與一般牙科治療稍有不同，初診時，大多與病患作解釋、溝通與說明為主，並不作任何治療，頂多再加上「口腔保健衛教」，即教患者如何刷牙與用牙線，這是維持牙齒美容成果的重要必備功夫，每位患者都需學會，才有資格作牙齒美容，也才能夠保障醫療品質。

檢查項目

口腔內外之檢查與記錄

將口腔內所有牙齒與牙周組織、狀況利用充足光線、口鏡、探針，並配合各式X-光片之詳細檢查後，分別記錄在記錄表上，對於口腔內外之軟組織及外觀亦詳記之，同時包括上下顎之功能、顳顎關節運動之情形等。

X-光檢查

◆ 全顎環口X-光照射檢查

可以看出上下顎骨及上下排牙齒之分佈、顳顎關節情形，進一步可以觀看上後牙與上鼻竇之關係，下後牙與下齒槽神經之關係，以作為後牙「人工植牙」之參考。

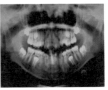

疑惑與解答

Q 檢查項目有無健保給付？
A 沒有，全部都需要自費，若是照X-光片（全口及側顱）、照相及取齒模等，約需2500~4000元不等。

◆ 側方測顱X-光片

可以看出頭顱、顎骨與牙齒之關係，並瞭解上下前牙之傾斜角度，與前後關係，上下顎骨前後關係，可判斷是否是牙齒或顎骨或兩者所引起的暴牙或戽斗。

◆ 前後方測顱X-光片

可以看出頭顱、顎骨與牙齒之左右對稱關係。

◆ 全口根尖片X-光照射

共18張，分別看局部每顆牙齒狀況。

◆ 顳顎關節X-光照射

當有顳顎關節障礙之問題時，需照射此X光片，共四張，分別照射左右顳顎關節在開、閉口時的狀態，以瞭解牙齒功能與顳顎關節之關係。

◆ 電腦斷層或核磁共振掃描（MRI）

當顏顏牙齒畸形或特殊病例時，必要時需利用電腦斷層切片或多重方向的立體X-光掃描照射，來進一步瞭解上下顎骨與牙齒之三度立體關係，以作為診斷、治療之參考。

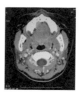

照相（口腔及臉部外貌）

治療前需由傳統相機或數位相機將病患口腔內牙齒之各種角度及臉部正面、側面、微笑等各種角度記錄下，俟牙齒美容後會再拍一下，以作為診斷及比較用。

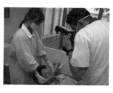

取齒模

將上下牙齒取模，製造石膏模型，並將上下牙齒咬合關係記錄下來，必要時需轉錄至咬合器上。

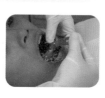

正顎手術前的檢查

倘若牙齒美容需要接受正顎手術時，則術前的檢查就如同一般外科的手術檢查一樣，需作抽血之各項生化與血液等檢驗、胸部X-光照射、心電圖等。

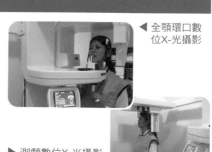

◀ 全顎環口數位X-光攝影

▶ 測顱數位X-光攝影

正確觀念

認識牙齒

自我診斷

看醫生&用藥

飲食&保養

預防保健

4 牙齒矯正的治療流程

　　牙齒矯正治療的機轉隨著不同的派別有著不同的作法，甚至在矯正器設計、診斷理論與臨床作法，有些相異處，如矯正器黏在牙齒外面（唇側）與黏在牙齒內面（舌側）的矯正方式、矯正器、鋼線彎法、治療力量機轉等就有很大之不同，又如粹德（TWEED）矯正法與妙（MEAW）矯正法亦不盡相同，但整個牙齒矯正的流程則是相當一致性，以下僅就一般性的牙齒矯正治療過程分述如右。

牙齒矯正流程步驟

步驟1

電話預約或初診掛號

　　看醫生前，最好先以電話預約時間，以免到了牙科院所因等待而浪費時間。如果初診者要記得攜帶身分證與健保卡，才能夠掛號看診。

步驟2

初次矯正檢查

　　在開始矯正前，先要進行一些簡單的檢查，了解口腔與牙齒的情況：

- 臨床口內、外檢查。
- X-光檢查。
- 照相記錄。
- 石膏模型記錄。

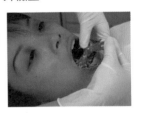

治療前詳細詢問

患者與醫生在治療前的溝通十分重要，對於醫生所說明的事項或要求，有任何疑問都一定要詳細詢問，直到完全了解、可以接受為止，以免等到治療流程開始時才後悔，就已經來不及了！

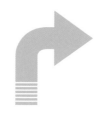

步驟3

資料分析與診斷

　　經過簡單的檢查後，醫生會將檢查結果輸入電腦，利用電腦程式分析顱顏及牙齒的各種角度，並把所有資料歸納整理成以下四大類：

- 軟組織（側貌）。
- 牙齒。
- 骨骼。
- 功能。

步驟4

擬訂治療目標及治療計劃

　　將資料分析與診斷後，醫生會以問題導向診斷法，根據每一項問題與患者本身的條件及期望，訂定治療目標及治療計劃。

步驟5

向病人或家長解說治療計劃

　　醫生會把治療的目標及計劃告知患者，經過充分溝通與說明後，並經得病人及其家屬同意，簽約之後，便可以開始進行診療計劃。

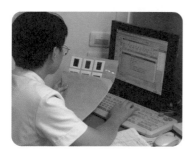

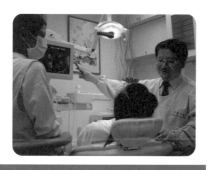

了解收費價格項目

目前關於牙齒矯正各醫療院所的收費價格與消費方式，可能不大相同，因此患者在開始前一定要了解哪些項目需要收費、哪些部分可以健保給付，總費用或分項費用為多少，事前一定要詢問清楚，並溝通付費方式，以免將來出現醫療糾紛。

正確觀念

認識牙病

自我診斷

看醫生&用藥

飲食&保養

預防保健

步驟 7

開始矯正治療

- 後牙齒間放分離器。
- 一週後，後牙黏著環套。
- 牙齒磨乾淨並作好隔離準備。
- 牙齒酸化一分鐘，再以清水洗掉吹乾。
- 以黏著劑將矯正器黏在牙齒上。
- 等黏著劑固定後，再以鋼線放入。

(詳見第 28~29 頁)

- 教導刷牙、囑付各類注意事項。

步驟 8

矯正調整期

整個療程約一年半至兩年，而且平均每2~4週需要回診調整，包括：換鋼線、把鋼絲綁緊或拉緊、放橡皮彈性套等。

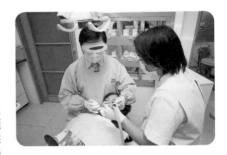

步驟 6

矯正前之一般牙科治療

意指在正式進行牙齒矯正前，如果原來口腔或牙齒有問題如蛀牙、牙周病等，需要治療完成後才可以接受牙齒矯正，這些治療端視個人狀況而定，可能包括：洗牙、牙周病治療、補牙、根管治療、拔牙等。

 要有耐心與信心

矯正調整期是令人最難受的時期，患者必須要忍受配戴矯正器的不舒服，還要擔心其他人的眼光，患者一定要有耐力與信心。

? 疑惑與解答

Q 維持器要戴多久？

A 固定矯正器戴多久，活動的維持器就戴多久，但許可的話，晚上睡覺戴，愈久愈好。

步驟9

矯正完成

- 當牙齒排列整齊，並符合完成的條件後，把鋼線拆下，取牙模準備作維持器（活動或固定）。詳見第 30～31 頁
- 拆掉矯正器。
- 把牙齒上面的膠去掉並洗牙。
- 戴上維持器（固定或活動），囑付注意事項。

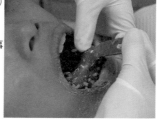

步驟10

病例完成記錄

　　矯正完成後，醫師會將患者的資料如X-光檢查、照相紀錄（口內、顏面）、石模型紀錄（口內齒列印模）加以整理，完成紀錄，方便下次病患回診時，隨時可以調閱，了解患者的情況。

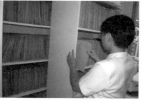

步驟11

回診時間

　　通常在矯正療程結束，一週後及三個月後需要回診，了解矯正後的狀況，之後每隔六個月應定期回診追蹤，以持續矯正的效果，同時了解患者有無其他問題。

前2～3天會覺不適

剛開始放矯正鋼線時，頭2~3天病人會覺得不舒服，過了症狀就會逐漸消失，此症狀不會超過一週，尤其是每次回診調整皆有類似反應，患者不必特別擔心。

正確觀念

認識 牙齒

自我診斷

看醫 生& 用藥

飲食& 保養

預防保健

牙齒矯正合併正顎手術治療流程

如前所述，牙齒美容不只是單純指牙齒的變美，牙齒所附著的顎骨發生異常時，會導致牙齒排列咬合異常，引起美觀障礙，如戽斗、暴牙、牙齦外露等，因此，這些病例的牙齒矯正需合併正顎手術才能作好牙齒美容的治療。

其治療模式為齒顎矯正醫師先花半年左右時間，將牙齒排整齊，然後交給口腔外科醫師，住院開刀，將顎骨調整至正確位置與關係，約一週出院後，大概再經六週左右癒合，轉回矯正醫師繼續完成牙齒排列工作，這種治療模式需合作團隊，經過彼此溝通、協調才能達到理想結果，因此大部分都在大醫院牙科部治療之。

牙齒矯正合併正顎手術治療步驟

步驟 1

矯正前各項檢查

初次矯正檢查，包括臨床口內外檢查、X-光檢查、照相記錄、石膏模型記錄等，並利用電腦程式分析以擬訂治療目標及治療計劃，如果發現有需要進行手術，才會安排手術治療。

詳見第 98～99 頁

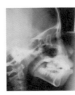
▲側方測顱X-光照射檢查

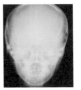
▲前後方測顱X-光照射檢查

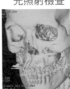
▲3D電腦斷層檢查

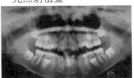
▲全顎環口X-光照射檢查

做好心理準備

如果需要施以正顎手術治療，患者需有心理準備，雖然這類手術已屬常規例行術式，手術「本身」的危險性並不高，但無論大小手術皆具「可能的」潛在風險，如果經過醫生診斷，真的有必要實行者，不需要過於害怕而排斥，而是應該了解手術應注意的事項及「可能」會面對的狀況，做好心理準備。

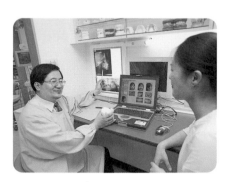

正確 觀念

認識 牙齒

自我 診斷

看醫 生&用藥

飲食&保養

預防 保健

步驟2

考慮納入正顎手術

須會診口腔顎面外科：

- 會診時，會詳加說明手術的理由、方式、在矯正計劃中的時間表、住院事宜、手術後的照顧、手術後可能的不適、手術後的結果、手術及住院的費用。
- 口腔外科醫師會替您做的事：在全身麻醉之下，以外科手術的方式，將上顎骨及下顎骨骼「排列組合」，以改變臉型，有助於齒列矯正，達到最佳的目標。

步驟3

手術前的齒列矯正治療

- 時間：6～8個月。
- 目的：將齒列排齊，消除原本擁擠的狀態，或恢復原狀，依上下顎骨的位置排列，以利手術的進行。

提前規劃安排

由於接受手術需要住院，手術後也需要住院數天，因此對於手術時間的安排，最好能提前規劃請假，並將各種生活或工作上的雜事預先處理完畢，或交代他人代為處理，以便能夠安心接受手術。

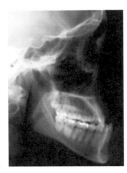

步驟 4

手術前的準備工作

(矯正科)

- 確定齒列的狀況，是否可接受手術。
- 維持齒列的穩定，以利手術的進行及術後骨骼的定位。
- 紙上計劃：依最新的測顱 X 光片，在紙上畫出手術的術式，標定骨骼移動的方向及尺度。

 ◀ 手術前側方測顱X光片

(口腔外科模擬手術)

　　依最新印製的口腔及齒列模型，在「咬合器」（一種頭顱結構的模擬儀）上，以石膏製作並演練手術的步驟，達成紙上計劃的目標，最後並製作手術用夾板，以助真實手術的進行。

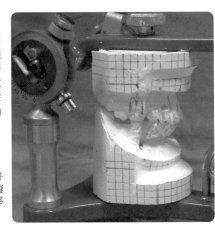

▶ 齒列模型—石膏牙模在咬合器上模擬術式及骨骼切除移動情形

 請親友陪同

　　需要動手術者，最好請家屬或親友陪同，許多住院需要辦理的手續或需要與醫護人員溝通相關事項時，都可以請陪同者代為辦理，以免患者為了程序事項而奔波，無法安心接受手術。

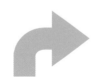

步驟 5
住院流程

- 排定手術日期。
- 若需要「自體儲血」，約於術前一個月，安排於血庫抽取患者的血液，以備手術之用。
- 住院日期—為手術前一日的下午，持入院許可證報到。
- 住院之後，接受術前身體檢查，包括血壓、心跳、體溫、驗血、胸腔X光、心電圖等，為全身麻醉的準備，並請麻醉醫師訪視評估。
- 午夜起開始禁食，護士小姐將會接上點滴。

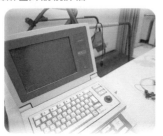

▶ 心電圖檢查

步驟 6
手術流程

- 起床，換手術衣。
- 早上 7:30 送入開刀房。
- 麻醉科醫師進行全身麻醉，全身將接上許多儀器、管路。
- 鼻腔中會放入若干棉枝，喉嚨會有些苦苦的麻醉藥水。
- 進入全身麻醉狀況之後，鼻腔至氣管將會放置「氣管內插管」，以維持呼吸道暢通，及維持吸入性麻醉氣體的濃度。
- 手術進行，實現石膏模擬的步驟，移動骨骼，以及固定。
- 手術結束，患者甦醒，送至恢復室觀察照護。

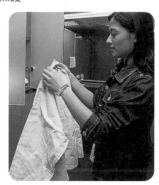

住院所需準備齊全

住院之前，除了需要的衣物或日常用品應該準備齊全外，還可以多準備一些書籍或音樂帶，以免在等待手術或術後住院的等待時間感到無聊。

固定的方式可分兩種

固定的方式，大概分為「閉口式」及「張口式」兩種；前者會咬住手術夾板，上下排牙齒綁在一起，後者沒有綁，而是以骨釘固定，張口不受限制。

正確觀念

認識牙齒

自我診斷

看醫生&用藥

飲食&保養

預防保健

步驟7
住院期間的注意事項

- 術後當天，臥床休息，打點滴，禁食八小時，若有噁心、嘔吐、頭暈現象，都是正常的反應，傷口在口內，些許滲血也是正常的。
- 開始冰敷，任何不適請向護士小姐反應，值班醫師會隨時待命。
- 術後第一、二、三天是恢復期，只能進流質食物（不論是閉口或張口式的固定），注意口腔清潔，多下床活動，以期早日出院。
- 術後的疼痛，有麻醉科醫師準備的「疼痛控制機」，可以自行操控。

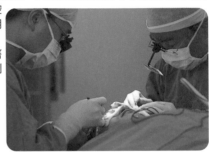

▲手術進行

步驟8
出院後的注意事項

- 血壓心跳呼吸正常，體溫正常，傷口癒合良好，疼痛已減輕，臉部腫脹稍減，通常為術後第三天可以出院。
- 延續術後的照護，練習進流質食品，口腔清潔，多活動，開始熱敷以利腫脹消減。
- 出院藥品約為一週，含止痛劑、抗生素等。

 病例記錄

完成牙齒正顎手術與牙齒矯正後，醫療院所會將病例完成記錄，以供下次患者回診時可以調閱參考，便於了解情況，同時患者最好能定期回診，至少半年回診一次，了解矯正的情況，並維持矯正的效果。

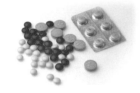

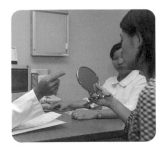

步驟10

六週後之齒列矯正治療

- 骨骼癒合正確，若為「閉口式」固定，則拆除手術夾板，開始張口練習，並轉至矯正科繼續完成齒列矯正。
- 食品可以改為軟食。
- 注意口腔清潔。

步驟9

術後門診追蹤

- 約為期六週，是骨骼癒合的關鍵期。
- 觀察傷合之癒合，排除感染的發生。
- 定期拍攝X光片，監測骨骼的癒合，及位置的正確。
- 術後腫脹的消減，及暫時性麻痺的復原狀況。

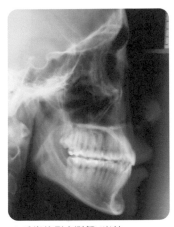

▲手術後側方測顱X光片

流程約需六個月

手術後的矯正治療，接下來會轉回矯正科，由矯正科的醫師進行齒列的微調。完成齒列矯正及正顎手術，整個流程約費時六個月左右。

4 牙齒美白的治療流程

要讓牙齒美白是牙齒美容中最常遇見的主訴之一，其各式方法及優點亦在第二章第七節（詳見第68～71頁）詳述，主要分活牙及非活牙的漂白，前者即一般坊間所稱的牙齒漂白，含蓋前面上下20顆牙齒（第二小臼齒前的牙齒，大臼齒因位居太後面，從外面看不到，所以常不被漂白），而後者特指作過根管治療的特定牙齒（因為根管治療過後的牙齒容易變色），數目只有一顆或少數幾顆。

兩者作法大同小異，只是被漂白的牙齒數目不同，由於科技的進步，漂白的牙齒方法亦日新月異，尤其是增加刺激源，加速漂白劑效能的機器推陳出新，讓牙齒漂白日趨簡單與舒適，以下就各式漂白的治療流程分述於右。

雷射牙齒漂白治療流程

第一次看診

說明與溝通：瞭解病人對漂白之動機與目的，請病人說出對牙齒顏色的期望值，解釋漂白的優缺點與過程，當病人瞭解後，可繼續作口腔檢查或再排下一次檢查。

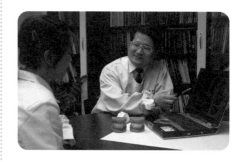

口腔內檢查與治療

詳細對口腔內硬組織與軟組織檢查，若有蛀牙、牙周病、根管治療、殘根等皆需先排時間治療，才能作下一步。

診斷與比色分析

- 診斷牙齒黃的原因，選擇適當的漂白方式。
- 用相機（傳統或數位）拍照，作為前後比較依據，由於照相之光源，顏色可能會誤差，最好用第四項比色分析。

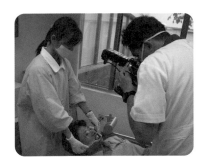

- 用比色板比色並記錄，可能會有誤差，最好用第四項比色分析。

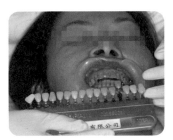

▲牙齒比色

- 用特殊電腦比色儀器（shade guide）量取顏色，經電腦分析可將牙齒的色澤指數列出，以作為漂白前後參考。

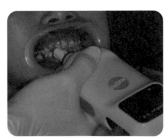

▲電腦比色

製作牙托，以便漂白後放置氟膠或居家漂白用。

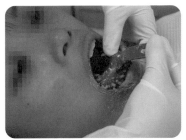

▲牙齒取模

治療步驟

步驟1

用撐頰器將患者口腔撐起；用棉花捲塞住牙齒周圍，尤其是舌頭與上、下嘴唇，防止口水滲入。

步驟2

醫生和患者均需戴上安全防護眼鏡。

步驟3

用牙膠保護牙齦和牙根部。

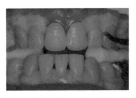

步驟 4

準備漂白劑;將一小部分的水狀B劑,加入粉狀A劑容器內,用攪拌棒徹底將其融合。

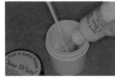

步驟 5

用提供的棉花棒或小刷子,將新鮮的美白膠塗在患者的牙齒,約上2~3mm厚。

步驟 6

開始啟動雷射美白機;如果患者表現出不適感,立刻將光束移到下一顆牙齒,並降低光功率,或以一次曝光多顆牙齒的方式以減少時間。

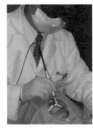

步驟 7

等待約10分鐘,在此期間,攪拌牙齒上的美白膠至少三次,如此做,可增強活性的美白膠與牙齒面作用。

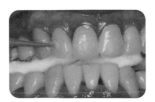

步驟 8

沖水將殘留的美白膠清除並清洗牙齒。

步驟 9

修補牙齦保護膠。

步驟 10

重覆步驟,總共做3~4次。

步驟 11

再次量出牙齒的顏色與之前的色度比較,並給患者看。

步驟 12

美白的牙齒再施以氟膠治療,會降低治療後牙齒酸痛敏感。

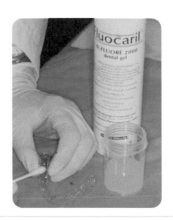

冷光牙齒漂白治療程序

作法與雷射牙齒漂白的步驟雷同，只是使用的漂白劑（15%的H_2O_2）塗抹在所有牙齒表面（共20顆）一起照射，每一循環約20分鐘，約3個循環完成漂白，漂白後之術後注意事項也雷同。

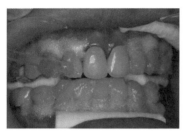
▲塗抹漂白劑

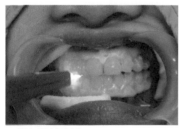
▲進行雷射照射

居家牙齒漂白治療程序

作法與雷射漂白雷同，只是地點是在家裡，依牙醫師之指示操作。

- 先在事先作好的上下牙模上擠出規定的漂白劑，然後放在上下齒列上，依藥劑濃度規定，可能一個小時、二個小時、四個小時或

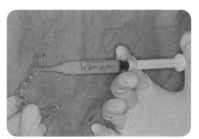
▲將牙托塗抹漂白劑

八個小時，其間不可漱口，若藥劑合併口水吞進去無傷身體（因藥劑自己會分解，人體可吸收之物質）。

- 每天一次，可利用睡前戴牙托，一般需2~4週的時間可能更長，依牙醫師指示，中間過程有任何不適應隨時回牙醫師處復診。

非活性牙齒漂白流程

作法與雷射漂白步驟雷同，只是比漂白對象為作過根管治療的牙齒。
步驟如下：
1. 將被漂白的牙齒套上橡皮帳。
2. 將牙髓腔內填充物取出。
3. 去除根管填充物至牙髓質與牙釉質交接處2~3mm以下。
4. 放置氫氧化鈣及玻璃離子體為屏障。
5. 放置新調製之漂白劑35%的H_2O_2及硼酸鈉粉沫之混合物。
6. 再以封填材料封填。
7. 每隔3~5天，依上述六點重複換藥。
8. 每隔1~3次可達漂白效果。
9. 經過根管治療及漂白後的牙齒可能有牙根外吸收之疑慮，需定期回診檢查。

正確觀念

認識牙齒

自我診斷

看醫生&用藥

飲食&保健

預防保健

會需要用藥嗎？

基本上「牙齒美容」的治療大多屬於非侵犯性治療，所以較少需要用藥，在治療過程中，大多偏向牙科材料與小部分的口腔用藥或擦抹漱口等藥劑，其目的主要在止痛及消炎，並防止感染。

對於少數需作小手術之治療項目，如拔牙、牙周手術、人工植牙等，則需在術後給予止痛藥及抗生素或漱口水，防止發炎；若在作牙齒矯正期間，每次調整皆可能會疼痛，或牙齒漂白過程的酸痛，也可以適當地投與止痛劑。

另外，在牙齒美容過程中用最多的藥為局部麻醉劑，因為該藥劑常會內含低劑量腎上腺素，因此有心臟病或高血壓者應事先告訴牙醫師，選擇另類麻醉藥。任何的藥劑都需小心注意與使用，事先告訴牙醫師有無藥物過敏經驗是相當重要且必需的，且服藥狀況也一定需依醫師與藥師指示進行之。

牙科常用的藥品

解熱鎮痛劑

NSAIDs（非類固醇類抗發炎藥物），最常用的就是Acetaminophen（藥名：普拿疼panadol）。

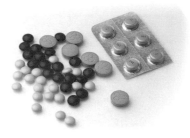

◆ **作用**
- **解熱**：增加周邊血液循環，解除「發燒」的狀況，不影響正常的體溫。發燒的原因，可分為手術後的組織反應、脫水、感染等，發燒是手術後常見的問題，若不是感染症，不必太過著急。
- **鎮痛**：提高大腦對疼痛的閾值，降低疼痛指數。
- **抗發炎**：普拿疼抗發炎作用不高。所謂的發炎（inflammation），是組織對抗創傷、感染（infection）生理反應；發炎並不等於感染，感染是細菌或病毒等外來物的入侵。

◆ **用法用量（成人）**
500mg一次一至二顆，一天二至四次，適病情而定。

◆ **副作用**
很少。

抗生素

種類非常多，口腔治療最常用的就是Amoxycillin（為一種合成的青黴素）。

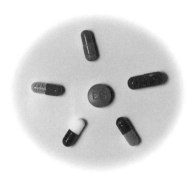

◆ 作用
- 殺菌：口服廣效性抗生素，主要用來治療鏈球菌、葡萄球菌等感染，如口腔、上呼吸道、扁桃腺等部位。口腔外科的手術最常使用。
- 最有效的預防感染，可維持口腔清潔。

◆ 用法用量（成人）

250mg或500mg，一次一顆，一天四次，飯後加睡前使用。

◆ 副作用

對青黴素過敏者禁用。

長期及大量使用，可能會噁心、腹瀉；停用即止。

口內膏

種類有二：類固醇及水楊酸，常用的有Dexaltin。

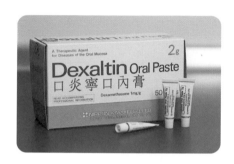

◆ 作用

口腔潰瘍，可能是物理性的創傷，也可能與情緒壓力，或與缺鈣維他命C有關。本類藥物，水楊酸有止痛的作用，類固醇有止痛、減輕發炎反應作用。

藥物無法促進傷口癒合，但能減輕疼痛。若超過一週以上未癒，宜請教醫師。

◆ 用法用量（成人）

每次少許，抹於患部，半小時內不可飲食。一天四次，飯後加睡前使用。

◆ 副作用

幾乎沒有。

正確觀念
認識牙齒
自我診斷
看醫生&用藥
飲食&保養
預防保健

局部麻醉劑

常用的是Lidocain HCL。

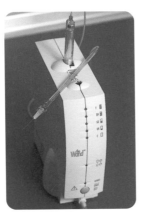

▲無痛電子麻醉機

◆ 作用
安定神經細胞膜電位,降低反應能力,以阻斷神經衝動的傳導,達到局部麻醉的作用。

◆ 用法用量 (成人)
注射劑1%、2%、4%。

◆ 副作用
通常伴隨有epinephrine(腎上腺素),以增加麻醉時間。有時注射後會有血壓心跳稍增、頭暈等情況,深呼吸及休息,數分鐘後即可進行牙科治療。

氟膠

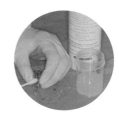

▶ 使用氟膠

◆ 作用
預防齲齒,適用於兒童預防,或接受頭頸部放射治療的患者,可降低牙齒神經敏感,適用於牙周病患者,或牙齒美白術後。

(詳見第 140~143 頁)

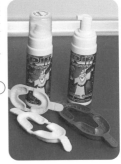

◆ 用法用量 (成人)
塑膠氟牙套;將少許氟膠放入牙套內,戴在牙齒上,避免吞口水,以免大量吞服氟膠造成中毒。15分鐘後取下塑膠氟牙套,以清水漱口,將殘留之氟膠漱掉,半小時內勿飲食。
Duraphat的氟含量是22,600ppm,傳統牙膏的含量是1000~1400ppm,氟膠濃度為1.23%。

◆ 副作用
中毒症狀為噁心嘔吐,宜儘速送醫。

漱口水

主要成分為Chlorhexidine。

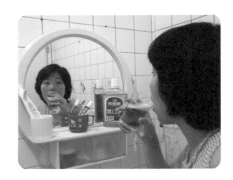

◆ 作用
口腔內的殺菌劑，抗菌的目的，在於輔助牙刷及牙線，做好口腔清潔的工作，消除牙菌斑，以對抗牙周病及齲齒。 （詳見第 156～157 頁）

◆ 適用者
年長、手部不靈活、腦部受傷、無法自行清潔口腔，免疫力降低，如白血病、接受放射治療、癌症化學治療者，矯正患者，口腔手術後患者。

◆ 用法用量（成人）
每次15~20cc，含漱於口中，一分鐘後吐掉。

◆ 副作用
長期使用牙齒易變色，舌頭味蕾易變化

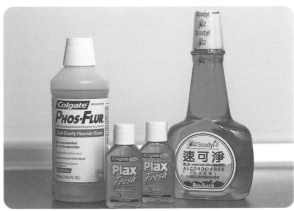

4 治療後要注意哪些事項？

牙齒美容治療後，可能齒列變整齊、顏色變更白、變更好看，但由於口腔內需天天進食使用，好的保養與應注意事項是不能輕忽與避免的，否則花錢花時間換來的潔白整齊牙齒，會因使用不當與保養不利而降低使用壽命。

以下就「牙齒美容」中各項常見治療後之注意事項詳述於右。

牙齒美白治療後注意事項

- 美白後的48小時期間內，不要接觸對牙齒有色素附著的東西或食物，如香菸、咖啡等等。一般在此期間，牙齒會因殘留藥劑之過氧化氫的自由基還在作用會再白一些。
- 為增強治療後牙齒的美白程度，建議在家中接著使用居家用美白劑，會讓牙齒更白、整排牙齒色調均勻些。
- 居家用牙齒美白劑使用指示：
  1. 做完雷射美白的第二天即可進行。
  2. 先刷牙並用牙線清潔牙齒，把牙托從牙托盒內取出。
  3. 取出居家用漂白劑，擠一小量置於牙托內，並確定每個牙齒的空間內均有此膠液（漂白劑裝在注射器上之標示，每一格即代表一次之使用量）。
  4. 把牙套套在牙上，溫和地推進至定位，小心不要推的太大力把膠體給擠出牙托，如有溢出時，則用乾的牙刷或手指把它移除。
  5. 假如需要的話，以水漱口一次，注意不要吞下漱口水。
  6. 戴牙套2小時，或依牙醫師指示之時間，取下牙托。
  7. 取下牙托並用刷子除去牙齒上殘留的膠液，以水漱口並吐掉。
  8. 用流動的冷水洗滌牙托並存放在牙托內。
  9. 連續使用一次直到膠液用完（一般為3日用量）。
  10. 需擺在孩童拿不到的地方。

- 若牙齒酸痛，可以牙托放一些氟膠一個小時，可有效降低酸痛，一般而言，此酸痛為過渡性，會自己消失。
- 每半年定期回診，牙托不能丟掉，若牙齒稍有回色，可使用居家漂白劑追加美白效果。

牙齒矯正治療後注意事項

- 依指示戴維持器，至少全天候一年，晚上睡覺要戴，且定期回診，需依矯正醫師指示，不能自己決定不戴維持器。
- 若帶活動維持器者，吃飯刷牙時需取下，維持器也要切記勿用衛生紙包住，因為很容易被誤認是食物殘渣而丟掉。
- 若牙齒矯正期間口腔衛生不良而導致多處蛀牙或牙周病者，應立即接著治療。
- 許多病例需牙齒矯正後再作牙齒美白及假牙製作，此時可開始排時間進行之。
- 每半年固定回診檢查。

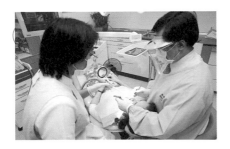

假牙贋復治療後注意事項

- 若前面裝瓷牙套者，切記不能肆無忌憚的啃咬食物，以防斷裂。
- 若戴活動假牙者，需要花一段時間適應，先從軟的食物吃起，漸進式的使用。
- 記得飯後睡前要格外清洗乾淨，戴活動假牙者應取下清潔，睡覺時取下，讓口腔內休息。

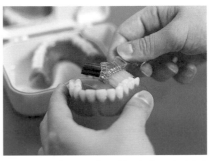

- 若口腔內有人工植牙或固定瓷牙等應按規定勤用牙刷、牙線或牙橋穿透線等，保持人工義齒清潔增加使用年限。
- 若在戴假牙過程中有疼痛，需隨時回診調修。
- 每半年固定回診檢查維護。

　　口腔內裝上假牙並不代表就不會蛀牙，不需刷牙，相反地，應更勤刷牙、用牙線，因為人工贋品需要維護清潔，否則更會產生次發性蛀牙及牙周病，最後牙齒將被拔掉。

正確觀念
認識牙齒
自我診斷
看醫生&用藥
飲食&保養
預防保健

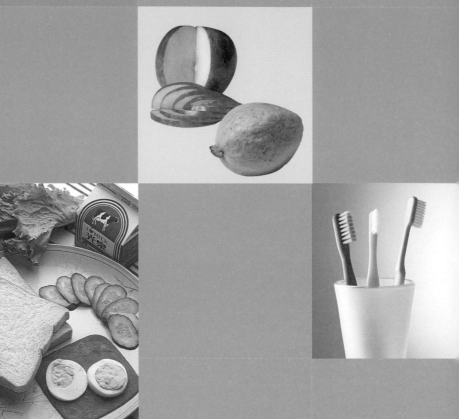

牙齒美容飲食＆保養

5 牙齒矯正時有哪些飲食原則？

牙齒矯正的原理主要是將矯正器黏在牙齒上，藉各種鋼錢線、彈簧或橡皮圈之類的器材來移動牙齒，但上下排牙齒仍需每天進食咀嚼，所以凡是容易讓矯正器掉落的食物或容易卡在矯正器的食物，在牙齒矯正期間皆應避免。

由於牙齒在齒槽骨移動，多少會造成牙齒酸軟無力的感覺，甚至不太想吃東西，但此情形並非持續性，也不是每個人都會，所以牙齒矯正期間常被形容為理想的「減肥作用」，按筆者多年的經驗，確實有不少人作牙齒矯正變瘦，但也有不少的人反而變胖，因為「沒什麼特別感覺」，胃口好依舊照吃，無論如何，牙齒矯正期間仍應小心飲食的吃法與內容，避免矯正器掉落，影響進度！

該怎麼吃？

避免吃太硬、太黏及太甜的食物

如花生、麥芽糖、口香糖等，主要是太硬的食物容易讓矯正器脫落，太黏的食物容易卡在矯正器或牙齒，不易清理，太甜的食物則容易造成蛀牙。

吃東西慢嚼細嚥，切塊分食

牙齒附著各式矯正器，吃東西稍有不便，不能大塊朵頤，因此進食時應該慢嚼細嚥，避免咬到牙肉或矯正器脫落，如果是蘋果或芭樂這類需要用力咬嚼的食物，最好能切成小塊進食，才不易咬斷矯正器。

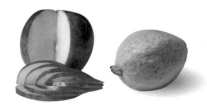

？ 疑惑與解答

Q 有無補品可幫忙牙齒矯正？

A 不需要有特別的食物或補品，只要保持營養均衡即可，重要的是口腔衛生要保持乾淨，避免牙齒矯正完之後，出現整齊的蛀牙或牙周病。

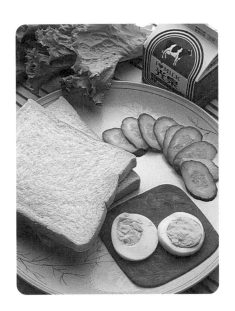

第一次裝矯正器的進食原則

當第一次裝矯正器或矯正鋼線時，牙齒開始承受拉力，隔天會覺得很痛，甚至牙齒都無法碰觸，更談不上吃東西，此時可準備稀飯或煮爛的肉類食物等，慢慢咀嚼，一般而言，2~3天就會恢復正常。

飯後、睡前一定要依指示使用牙刷、牙線

裝置矯正器或矯正鋼線者，一定要注重口腔的衛生，不管是飯後、睡前都一定要刷牙、漱口，清潔工作定要徹底進行，其實最好是飲食過後就清潔。

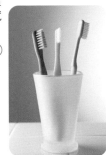

詳見第 124~125 頁

飲食內容均衡，不要偏食

由於牙齒矯正期間，牙齒會感到無力，胃口較差，因此食物的選擇以清爽、營養且質地較柔軟者為主，記住不要偏食，應力求各式營養均衡，並不必特別加強某些營養品或食物。

正確觀念

認識牙齒

自我診斷

看醫生&用藥

飲食&保養

預防保健

疑惑與解答

Q 喜歡吃甘蔗的人，作矯正時怎麼辦？

A 可以把甘蔗切小塊慢慢吃，小心咀嚼，吃完後記得刷牙。

疑惑與解答

Q 用含氟漱口水就可不必刷牙嗎？

A 這是錯誤觀念，就如同炒完菜的鍋子不必刷洗，只用清潔劑沖水就有效的道理一樣，任何附著在牙齒或矯正器上的牙垢一定要用機械性方式才能去除乾淨，含氟物只能幫助降低蛀牙機率而不是「不會引起蛀牙」。

牙齒矯正時有哪些保養技巧？

牙齒矯正期間，作好口腔衛生保健與矯正器的保養，是重要且必需的課題，嚴格說之，若無法做好口腔保健的人，應沒有資格做牙齒矯正，因為縱使有再好的矯正技術與矯正器，沒有好好刷牙，矯正結束時，換來的不是整齊的齒列，而是滿口蛀牙與牙周病的夢魘。

因為每天食物進出口腔的關係，附著在牙齒上的矯正器或鋼線，有時亦會鬆脫外翹，刺到牙肉，引起疼痛，甚至破皮潰瘍，因此，學會保護矯正器避免刺傷口腔黏膜，又是做牙齒矯正的必修學問，以上這些「工夫」，矯正醫師第一次黏矯正器及綁線後都會教導，並耳提面命，督促執行。

矯正器刺到牙肉之排解方式

- 先仔細看矯正器的什麼地方凸出，刺到牙肉，如綁線線頭凸出、矯正鋼線末端太長、矯正器鬆脫斷裂等。
- 用湯匙炳壓回凸出的綁線頭。
- 用白臘蓋住凸出的矯正器或矯正鋼線末端，以阻隔矯正尖銳處與口腔黏膜接觸。

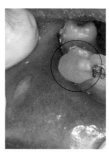

▲白臘蓋住突出鋼線

- 以口內膏塗抹口腔被刺潰瘍部位，促使早日癒合。
- 當無法自行排解且仍疼痛時，應立即回矯正醫師處解決。

❓ 疑惑與解答

Q 作牙齒矯正時有必要買電動牙刷嗎？

A 電動牙刷是戴矯正器患者的輔助用具之一，倘若勤加使用，且放對位置，效果很好，若不常使用或使用不當，徒有電動牙刷，亦無法保障不會蛀牙。

矯正期間的
口腔衛生保健

選擇牙刷與牙間刷

　　到底選擇那一種牙刷才適合刷矯正器，尚未定論，坊間有出售多種特殊設計的牙刷，皆可參考之，但許多研究指出，刷牙的方法似乎才是維護矯正期間口腔清潔的重點，倘若不認真刷，刷牙方式不正確，再好的工具皆無效。

- **牙間刷**：刷牙縫間的牙刷。
- **牙間穿透牙線**：清理牙間表面。

刷牙方法

- 以矯正鋼線為主分三部分來回刷。

1.矯正器近牙齦處。

2.矯正器本身。

3.矯正器近牙齒切緣處。

- 以牙間小毛刷刷牙縫。
- 以牙線穿透器進行相鄰面清除。

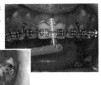

輔助器具的使用

　　輔助器具可以幫忙清潔牙齒，重點在刷牙方法而非使用何種電動牙刷。

- **電動牙刷**：牙刷刷毛會隨各種振動頻率振動，有單向、雙向、旋轉的方式。
- **超音波牙刷**：牙刷刷毛利用音波原理產生自淨作用。

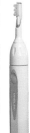

使用輔助漱口水或藥物

　　目的在藉著氟化物來降低蛀牙，可依現況擇一使用，但前提還是要勤刷牙。

- 含氟漱口水。
- 含氟牙膏。
- 含氟凝膠（需放在牙托上或在牙齒表面）。
- 吃氟片。

牙菌斑顯示液

　　塗上此液體後，牙垢可顯現成紅色，可協助認清牙齒未清潔處。

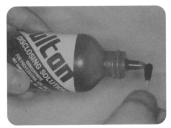

▲牙菌斑顯示液

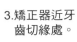

正確觀念

認識牙齒

自我診斷

看醫生&用藥

飲食&保養

預防保健

5 如何保持牙齒矯正後的效果？

飲

食

&

保

養

牙齒經過一年半左右的矯正治療後，使原來不整齊的牙齒移至整齊的位置，不但牙齒本身位移，其所附著的齒槽骨亦有限度跟著變化，甚至下顎的相關位置也會隨之改變，而蓋在顎骨最外面的軟組織，亦會呈有限度的變化。

所以矯正後的改變，是綜合牙齒、顎骨及臉形側貌的整體改變。這種變化的結果並非就一成不變的「固定」起來，矯正後除了需戴「維持器」固定牙齒位置外，事實上，牙齒、顎骨及臉形外觀，亦呈微幅的改變，只是程度輕微，看不太出來。

保持牙齒矯正後成果之方法

勤戴活動「維持器」

任何矯正後的牙齒皆需戴維持器，希望讓牙齒在骨頭中生長固位。

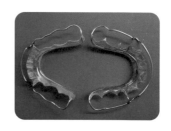

黏著固定「維持器」在牙齒背面 詳見第 30 頁

執行牙周韌帶切割術

為避免圍繞牙齒周圍的牙周韌帶會把牙齒由新位置拉回至原來位置，當矯正器拆掉前，可在牙齒周圍打麻醉，以刀片伸入牙齦溝，切斷牙周韌帶，可避免牙齒復位。

🐚 事先防範副作用

牙齒矯正的副作用包括牙齒矯正後的復位、牙根吸收、顳顎關節障礙、蛀牙、牙周病等，這些都可以事先防範避免或減少發生，尤其戴維持器的時間，愈久愈能讓牙齒固位在整齊位置。

咬合調整

作完牙齒矯正後，牙齒雖整齊，但上下牙齒之咬合狀態難免和諧與平均，可利用咬合調整術，將干擾處修磨掉，建立一個平衡咬合關係，有助於上下齒列咬合穩定，防止復位。

改正不良口腔習慣

若牙齒之不整齊是因為不良口腔習慣所引起，如舌吞嚥習慣、吸手指習慣等，牙齒矯正完後亦要改正這些習慣，才能維持矯正結果，否則很容易復位。

注意下顎生長發育與遺傳因素

由於下顎的生長發育在頭顱顏中是最晚起步，大概與身高同步，可長到高中左右，倘若及早牙齒矯正好，但因可能有戽斗遺傳，或許下巴在青春期後明顯長出，造成牙齒復位，這種遺傳因素的牙齒復位尤需注意，以作矯正之參考。

智齒的拔除

雖然目前並無明顯證據顯示智齒（第三大臼齒）的生長會引起矯正後牙齒的復位，但歪斜的阻生智齒，易藏污納垢，會引起牙冠周邊組織炎，理當拔除。

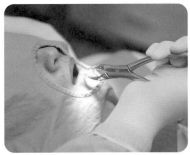

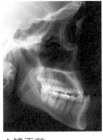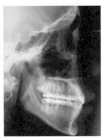

▲矯正前　　　　▲矯正後

活動維持器的保存

活動維持器需放在固定盒子內，避免壓壞，並定期清洗，可泡藥劑除臭、殺菌，保持衛生與長期使用。

小孩作矯正的效果較佳

一般而言，小孩子作矯正之牙齒移動效果較佳，其「維持器」維持術後之效果亦佳，因為齒槽骨正在生長發育，牙齒在代謝旺盛的骨頭吸收與沈積作用下，移動至新位置的安固性較強，而成人的牙齒矯正則因齒槽骨已定形成熟，牙齒移動速度慢，骨頭代謝差，牙周韌帶較容易將牙齒拉回至原來亂的位置。

正確觀念

認識牙齒

自我診斷

看醫生&用藥

飲食&保養

預防保健

5 牙齒美白後應如何保持效果？

飲
食
&
保
養

一個人的牙齒必須每天與各式食物接觸和摩擦，牙齒表面多少會遭遇不同程度的染色，尤其受到色素性的食物或物質時（如抽菸、喝茶、咖啡、咖哩等），牙齒變色的程度將更厲害與嚴重，正常牙齒如此，做過牙齒漂白的牙齒更容易遭色素侵犯而染色。

由於漂白藥劑對牙齒表面的作用，使表層組織喪失某些結溝而易呈凹凸不平，更容易卡外在色素分子而染色，現今的漂白治療後，可用一種類似亮光漆材質的原料，塗抹漂白過後的牙齒，除了可去敏感與酸痛外，也可以阻止其他色素的污染，但要避免長期再染色及保持效果，還是要避免吃含色素的食物與飲料。

牙齒漂白後維持效果之注意事項

- 剛作完牙齒漂白，應禁止含色素的食物與飲料，如咖啡、茶、可樂、咖哩飯、醬油等。

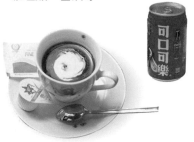

- 作完牙齒漂白的牙齒，可能會感到酸軟無力（短暫性），需避免在漂白後的幾天內，吃太冷、太熱或太刺激的食物，以免加速牙齒敏感程度。

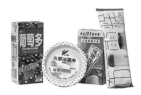

？ 疑惑與解答

Q 若牙齒漂白後再變黃要怎麼辦？

A 據研究指出，牙齒漂白半年後並不會馬上變回原來顏色，可能與飲食習慣有關，此時可以加強居家美白再以漂白藥劑加上牙托，在家自行處理，效果很好。

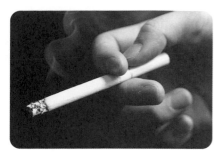

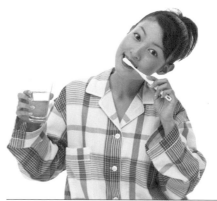

- 少抽菸、吸雪茄等，易使牙齒染色之行為。
- 可用含美白劑之牙膏刷牙，維持美白效果。

- 每半年定期回診檢查，例行洗牙，必要時再以居家漂白加強，效果很好。
- 平常少吃含色素食物與飲料，吃飯後立即刷牙及用牙線，降低染色機會。

 你可以這麼做

想要維持牙齒美白後的效果，保有一口潔白亮麗的牙齒，勤刷牙、節制口腹之慾及居家加強美白等都是必須的。

正確觀念

認識牙齒

自我診斷

看醫生&用藥

飲食&保養

預防保健

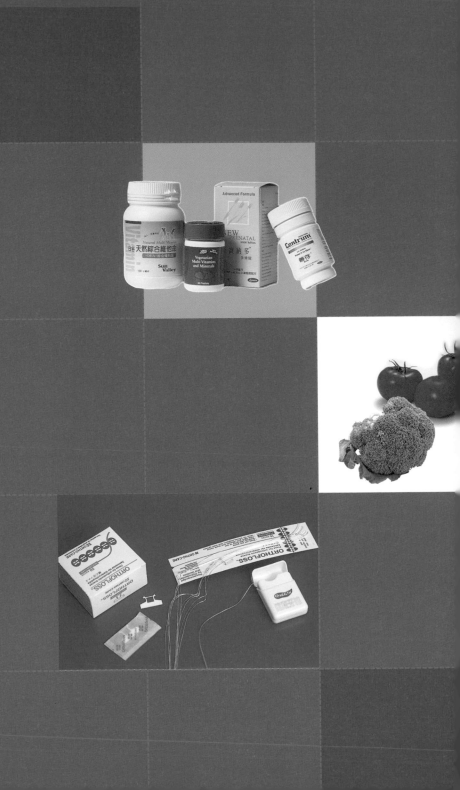

牙齒美容預防保健

6 如何保護牙齒健康？

人類牙齒從嬰兒第六個月冒出第一顆乳牙開始，就進入受保護階段，倘若這些新生命的牙齒沒有細心的照顧與保養，牙齒在發育的過程中會遭遇到蛀牙、撞傷、排列不整、咀嚼障礙、發音漏風、顎骨發育不全、口腔變形等問題，影響日後牙齒發育與口腔健康甚巨，間接影響消化道系統與全身健康，因此，牙齒的保健絕不能輕忽，應從嬰兒做起，而且是終生的志業！

保護牙齒健康的方法

養成口腔保健習慣

飯後睡前正確的使用牙刷及牙線，是保護牙齒健康的第一步，這種習慣需從小養成，例如如何正確刷牙、用牙線，選擇牙刷、牙線等。

（詳見第 144～153 頁）

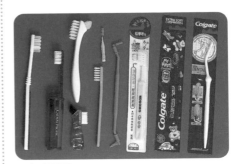

▲各式牙刷

相關的研究

常見營養缺失的口腔表徵：

1. **口角炎**：維他命B群缺乏引起，嘴角表面呈紅色，表皮會陷落、裂開。
2. **舌炎**：維他命B群缺乏引起，舌頭出現火紅色、表皮變平滑、疼痛。
3. **壞血病**：維他命C缺乏引起，導致牙齦出現紅、腫、痛、易流血的現象。
4. **骨質疏鬆、佝僂病**：維他命D缺乏引起，導致延遲萌牙或牙釉質發育不全。

均衡攝食與正確的飲食習慣

- 均衡攝取含蛋白質、鈣、磷、氟、維生素A、C、D等食物,可促進牙齒發育健康。
- 少吃零食,尤其是碳水化合物、甜食飲料等,以避免蛀牙。
- 若要吃零食,盡量在飯後半小時內吃,吃完即刷牙、漱口,避免兩餐間吃零食。
- 多攝取水果、蔬菜等高纖維食物,可促咀嚼功能,清潔牙齒,增加牙周組織結構。
- 嬰兒避免睡前含奶瓶餵食,易造成奶嘴瓶蛀牙。
- 盡量遠離易造成蛀牙的含糖類食物及降低其攝取次數與頻率,日常含糖較高食物。

盡量避免下列含糖類食物

◆ 糖果類

如巧克力、水果糖、棒棒糖、花生酥、太妃糖等。

◆ 糕餅類

如鳳梨酥、蛋塔、冰淇淋、甜甜圈、蘋果、蛋糕等,含糖餅乾類。

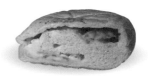

◆ 飲料類

巧克力牛奶、可可、汽水、可樂、加糖甜果汁等。

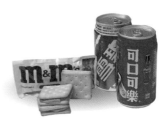

◆ 食物的黏稠度

較黏稠不易清理之食物,易造成蛀牙,所以較黏的食物可以飯前吃,或吃完後吃有清牙作用的蔬果。

照顧牙齒從小開始

在嬰兒期間的牙齒照料需由父母悉心負責,從長牙開始就開始以溫紗布在餵奶後輕拭,等牙齒長多後,便開始以軟毛小牙刷,用乾淨的手撐開小孩的口腔,看到牙齒的狀況下,輕刷一顆顆乳牙。

鼓勵孩子維護口腔衛生

兒童等到幼稚園開始,就逐漸教導由兒童自己動手刷牙,但父母仍需協助刷牙,至小學後,小孩手部發育漸成熟並已可以自己刷牙時,父母便站在鼓勵態度,告知牙齒的重要性與對身體的影響,協助加強口腔衛生。

正確觀念

認識牙齒

自我診斷

看醫生&用藥

飲食&保養

預防保健

吃哪些食物可以增加牙齒健康、美麗？

預

防

保

健

牙齒的發育需要許多營養素，其中以維生素A、D、C，鈣、磷、氟、蛋白質、脂肪…等最具影響力，在小孩牙齒發育期間，若攝取足夠的上述營養素，則可幫忙建構牙齒齒質鈣化，抵抗齲齒及其他口腔疾病的侵襲。如懷孕的婦女，當有足夠的蛋白質時，可提供熱量供給胎兒正常發育，若蛋白質不夠時，容易導致胎兒顎骨質發育不全、大小不均，日後容易造成牙齒排列擁擠及咬合不正等情形發生。

不過，各種食物中，糖類的攝取卻是造成齲齒的關鍵因素，在台灣地區國民對營養之攝取分佈，似乎很少因營養不良而導致牙齒不健康，倒是吃過多的甜食，攝取過量醣類而又忽視刷牙，是導致蛀牙之比率居高不下的主因，因此，在考慮吃有益牙齒發育與健康食物時應注意其均衡與避免過量，更重要的是要少吃引起齲齒的食物並做好口腔保健工作，這才是維護牙齒健康之道。

各式營養對牙齒健康的影響

維生素A

◆ 功能
- 形成視覺、維持正常之視網膜。
- 控制黏液分泌結構之上皮分化（如唾液腺、鼻、喉）。
- 促進骨骼及口腔結構之健全（如牙齒、牙周等組織）。

◆ 缺乏症狀
- 骨骼及牙齒發育不全。
- 夜盲症。
- 上皮細胞角質化。
- 乾眼症。

◆ 每日飲食建議

孩童	420~600RE（1400~5000IU）
男人	600RE（5000IU）
女人	500RE（4200IU）
孕婦	600RE（5000IU）
哺乳的婦女	850RE（7200IU）

◆ 食物來源
- 主要是動物性食物，如肝、腰子、蛋黃等。
- 植物性來源是維生素A之先質胡蘿蔔素，如綠色、深黃紅色蔬菜添加維生素A之人造奶油或沙拉油等食品。

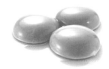

維生素D

◆ 功能
- 促進腸道中鈣、磷的吸收。
- 調節骨骼中鈣質之游離以維持血清中鈣磷的正常水準與骨質之鈣化。
- 促進腎臟之腎小管中鈣、磷的轉移。

◆ 缺乏症狀
- 小孩之佝僂症、骨頭軟、變形、發牙延遲。
- 嬰兒之強直性痙攣。
- 成人之骨質軟化症及骨質疏鬆症

◆ 每日飲食建議

兒童	10μg
成人	5μg
孕婦	10μg
哺乳	10μg

◆ 食物來源
- 陽光可把皮膚中維生素D的先質轉變為維生素D。
- 食物來源有蛋黃、肝、牛油、魚肝油、沙丁魚。

維生素C

◆ 功能
- 合成膠原以形成軟骨、骨質、牙釉質及上皮血管，並增進傷口癒合。
- 幫助鐵的吸收及合成抗氧化劑。

◆ 缺乏症狀
- 軟骨及微血管壁變薄弱。
- 表面出血、牙齦出血、貧血、褥瘡、傷口癒合不良。
- 骨骼及牙齒發育不良。
- 壞血病。

◆ 每日飲食建議

孩童	35~55mg
成人	60mg
孕婦	70mg
哺乳	100mg

◆ 食物來源
　柑橘類水果、草莓、番茄、瓜類、甘藍菜、花椰菜等。

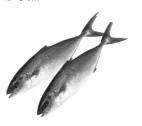

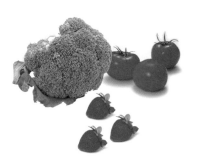

正確觀念

認識牙齒

自我診斷

看醫生&用藥

飲食&保養

預防保健

維生素B1（Thiamin）

◆ 功能

TPP是去梭基作用及轉酮基作用之輔酶，主要是與醣類代謝有關。

◆ 缺乏症狀
- 口腔黏膜感覺過敏、舌灼熱。
- 味覺減弱喪失。
- 周邊神經炎。
- 腳氣病。

◆ 每日飲食建議

維生素B1之需要量與熱量相關，尤其是醣類增加則需要量增加。

◆ 每日飲食建議

孩童	0.3~1.3mg
男人	1.1~1.7mg
女人	0.8~1.3mg
孕婦	+0.2mg
哺乳	+0.3mg

◆ 食物來源

瘦豬肉、肝、乾豆、全穀類、酵母、牛奶、綠葉蔬菜（因為是水溶性，所以烹飪時營養較易損失，加鹼也會破壞）。

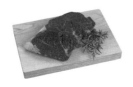

維生素B2（Riboflavin）

◆ 功能

作為去除去傳遞氫之兩種輔酶黃素單核苷（FMN）及黃素泉嘌呤雙核苷（FAD）。

◆ 缺乏症狀
- 口角炎。
- 口及舌疼痛。
- 鼻及其周圍有鱗片狀皮屑。
- 眼灼熱怕光。

◆ 每日飲食建議

孩童	0.3~1.5mg
男人	1.2~1.8mg
女人	0.9~1.5mg
孕婦	+0.2mg
哺乳	+0.3mg

◆ 食物來源

牛奶、肝、心、腰子、瘦肉、蛋、綠葉蔬菜。

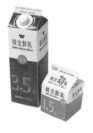

菸鹼素（Niacin）

◆ 功能

　　組織氧化基輔酶為NAD及NADP作為細胞呼吸、醣類代謝、脂肪合成之氫接受者。

◆ 缺乏症狀

- 舌炎、口腔炎。
- 厭食、腹瀉、皮膚炎。
- 舌頭痛、腫、呈暗紅色。
- 舌乳頭退化。

◆ 每日飲食建議

孩童	4.0~17mgNE
男人	12~22mgNE
女人	11~17mgNE
孕婦	+2.0mgNE
哺乳	+3.0mgNE

（60mg trptophan=1mg niacin）

◆ 食物來源

　　肝臟、肉、蛋、酵母、全穀類、蛋白質豐富的食物可提供色胺酸。

葉酸（Folic-acid）

◆ 功能

- 是DNA（核酸）合成所必需。
- 與維生素B12有關。

◆ 缺乏症狀

- 舌、口腔黏膜有灼燒感、舌頭紅腫、味蕾加大、口唇病變及牙齦炎。
- 嬰兒、孕婦熱帶口瘡之巨球性貧血。

◆ 每日飲食建議

孩童	20~200μg
成人	200μg
孕婦	400μg
哺乳	300μg

◆ 食物來源

　　肝、腰子、酵母、綠葉蔬菜、肉類、家禽、魚、蛋類、全穀類。

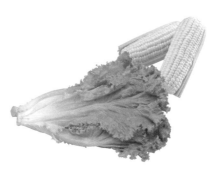

正確觀念

認識牙齒

自我診斷

看醫生&用藥

飲食&保養

預防保健

鈣質（Calcium）

◆ 功能
- 成人體內約有1200公克鈣質，其中99%在骨骼與牙齒中，其餘的1%在細胞內、細胞外液及軟組織或細胞膜之結構中。
- 鈣可活化一些酵素、為合成乙醯膽鹼之所需、增加細胞膜通透性、幫助維生素B12在迴腸之吸收、調節肌肉收縮及鬆弛、催化凝血反應。

◆ 缺乏症狀
　　鈣、磷、維生素D之缺乏症：缺乏時產生的骨骼病變，如佝僂症、骨質軟化症、骨質疏鬆症等。

◆ 每日飲食建議

嬰兒	400~500mg
孩童	500~800mg
男人	600~800mg
女人	600~700mg
孕婦	+500mg
哺乳	+500mg

◆ 食物來源
　　牛奶、乳製品、綠色蔬菜。

磷質（Phosphorus）

◆ 功能
- 是在體內僅次於鈣質含量的礦物質，85%與鈣質結合，形成骨骼、牙齒之結構。
- 形成及傳送高能量的磷酸鍵。
- 調節酸鹼平衡。

◆ 缺乏症狀
- 鈣質不足或磷含太多，鈣/磷比不平衡時，牙齒中的碳酸鹽增多易溶解而易齲蛀。
- 維生素D在牙齒鈣化時缺乏，使得牙釉質及牙本質變得發育不全，釉質母細胞無法形成，琺瑯質鈣化變差。

◆ 每日飲食建議

嬰兒	250~500mg
孩童	500~800mg
男人	600~800mg
女人	600~700mg
孕婦	+500mg
哺乳婦女	+500m

◆ 食物來源
　　蛋白質及鈣豐富的食物中皆含磷質。

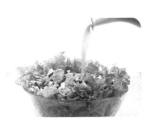

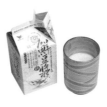

鎂（Magnesium）

◆ 功能
- 體內有20~35公克的鎂，一半以上是與骨中的鈣磷結合，是牙齒中第三豐富之礦物質。牙齒中主要在牙本質中為牙釉質中之兩倍。
- 是細胞呼吸所必需，作為許多酵素的活化者。

◆ 缺乏症狀
肌肉震顫、感覺異常、痙攣、譫妄。

◆ 每日飲食建議
　　我國RDNA並無建議量，根據美國食品營養局建議：

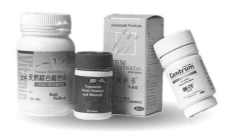

嬰兒	50~70mg
孩童	150~250mg
男人	350mg
女人	300mg

◆ 食物來源
　　乳製品、全穀類、堅果、莢豆、大豆、蠶豆、綠色蔬菜。

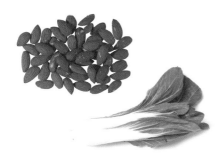

總　結

　　一般來說，普通人只要是攝取均衡且豐富的飲食，有足夠的營養素，通常並不需要特別補充，除非是素食或偏食者，否則是不需要特別擔心營養素不足。尤其在牙齒的保健與健康方面，勤刷牙及用牙線要比上述這些營養劑還重要。

正確觀念

認識 牙齒

自我 診斷

看醫生& 用藥

飲食& 保養

預防 保健

PART

6 氟對預防齲齒之效用

預

防

保

健

「氟」是一種微量元素，廣泛存在大自然間，早在十九世紀末即證實氟與牙齒健康有關，過去許多國家亦用飲水加氟方式來降低齲齒率，但其安全性一直倍受爭議，不過經過二十世紀近一百年來，人類對氟影響牙齒健康的研究，一致認為謹慎的使用氟即是控制齲齒，最有效、安全與經濟的物質。

在台灣，過去亦在中興新村試辦飲水加氟示範，結果顯示，對齲齒的發生有抑制作用，且對人體的安全亦安全可靠，就公共衛生觀點而言，飲水加氟來抑制齲齒是最成功的（可降低50%~70%齲齒率），但因台灣之主客觀因素而作罷。目前台灣學童在實施含氟漱口水計劃，乃以介於飲水加氟與個人治療之間，利用學校來降低學童齲齒之折衷方式，以過去歐美之成效，可降低30%的齲齒率。

氟 對抵抗齲齒的機轉與作用

- 增加牙釉質對酸性溶解質之抵抗力：因為氟形成磷灰石比氫氧磷灰石能抵抗酸性。
- 能再礦質化：當進食時所攝取醣類會形成乳酸，使PH值下降，而導致礦物質溶解，氟化物能使礦物質再沈澱，形成牙釉質表面再礦質化。
- 干擾牙菌斑的形成產生抗菌的作用：氟對醣類代謝的酵素有抑制作用，又對醣解作用有抑制作用，致細胞無法釋放能量而死亡，讓細菌難以附著在牙齒表面。
- 增進出牙後牙齒成熟度的速率：萌牙雖不牽涉牙齒形成，但氟在唾液中，可增加對牙齒的保健。
- 改進牙齒的型態，使咬合面溝與裂隙不致過多過深。

疑惑與解答

Q 如何換算氟濃度？

A 目前最常用的氟化物有三種，為氟化鈉（sodium fluoride, NaF）、單氟磷酸鈉（sodiun monofluorophosphate, Na2PO3F）及氟化亞錫（stannous fluoride, SnF2），依其分子量可換算各氟化物中氟含量：
%NaFx1/2.2=%F
%NaPO3Fx1/7.6=%F
%SnF2x1/4.1=%F

各種含氟製品之使用

醫用局部塗氟

◆ 溶液型
  - **含氟成分**：氟化納（sodium fluoride）
  - **含氟濃度**：12300ppm acidulated phoshate fluoride（APF）
  - **用法**：以棉花棒塗佈牙面上（由牙醫專業人員為之）

◆ 凝膠型
  - **含氟成分**：氟化納（sodium fluoride）
  - **含氟濃度**：12300ppm （APF）
  - **用法**：由牙醫專業人員以棉花棒塗佈或以牙托乘盛塗佈。
  - **產品例**：
    1. FLUORDENTLIQUID（GEL）（Premier Dental Products Co.）
    2. LURDIDE TOPICAL SOLUTION （GEL）（Colgate-hoyt Lab.）

    3. BULTER THIXOTROPIC TOPICAL FLUOR GEL（Bulter Co.）

◆ 塗膜型
  - **含氟成分**：氟化納（sodium fluoride）
  - **含氟濃度**：50000ppm
  - **用法**：以棉球沾取塗佈於牙面上
  - **產品例**：Duraphat（西德Woelm Pharma GmbH）

含氟牙膏

  - **含氟成分**：單氟磷酸鈉（sodium monofluorophosphate）或氟化鈉（sodium fluoride）
  - **含氟濃度**：1000ppm
  - **用法**：沾塗於牙刷上刷牙
  - **產品例**：黑人牙膏、白速得牙膏等CREST TOOTHPASTE（The Procter & Gamble Co.）

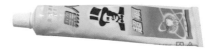

氟的濃度換算

氟的濃度（ppm）是以1公升水中含1mgF為1ppm，而%是以每100ml水中含之氟克（g）數為百分比。其間的換算如下：
1ppmF=1mgF/1=1mgf/kg=10-4%F

疑惑與解答

Q 什麼食物含氟量最多？

A 食物中氟的來源，主要是海產，尤其是小魚，蔬菜中氟的含量不多。生鮮的魚含氟量約為1.6ppm，而罐裝沙丁魚約有7~12ppm。另外，茶葉中亦含豐富的氟素，大約為70~375ppm，沖泡後之烏龍茶含氟量為2.85ppm，茉莉花茶為2.17ppm，是飲茶族氟主要來源之一。

正確觀念

認識牙齒

自我診斷

看醫生&用藥

飲食&保養

預防保健

自用含氟漱口水

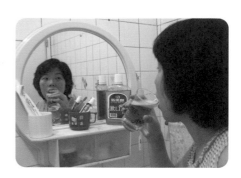

◆ 高濃度含氟漱口水
（high potency fluoride rinse）
- 含氟成分：氟化鈉或單氟磷酸鈉
- 含氟濃度：1000ppm
- 用法：漱口後吐出（每週一次）
- 產品例：COLGATE POINT DENTAL RINSE（Colgate-palmolive Co.）、富牙康活性雙氟濃縮液（Goupol Lab. Frame）

◆ 低濃度含氟漱口水
（low potency fluoride rinse）
- 含氟成分：氟化鈉或單氟磷酸鈉
- 含氟濃度：約250ppm
- 用法：每天漱口後吐出
- 產品例：麗含氟漱口水（Johnson & Johnson Co.）、富牙康雙氟抗蛀牙漱口水（Goupol Lab. Frame）

自用含氟塗佈凝膠

- 含氟成分：氟化鈉或氟化亞錫（stannous fluoride）
- 含氟濃度：1000ppmirm 5000ppm
- 用法：沾塗於牙刷上或以模托乘盛塗佈
- 產品例：GEL-KEM 0.4% STANNOUS FLOURIDE GEL（Cherer Lab. Inc.）

氟補充劑（fluoride supplement）

- 含氟成分：氟化鈉
- 含氟量：0.5mg/drop 0.5mg/tab;1mg/
- 用法一：根據美國牙醫學會（A.D.A）1997年之建議，依當地飲用水中含氟濃度及孩童年齡而定。

飲水中含氟濃度 年齡（歲）	小於0.3~0.7ppm	0.3~0.7ppm	大於0.7ppm
0~2	0.25mgF/天	0	0
2~3	0.50mgF/天	0.25mgF/天	0
3~13	1.0mgF/天	0.50mgF/天	0

- 產品例：氟樂硬（FLUOR-IN）（0.68mgF/tab）、COLGATE FLUORIGARD（drop/tablet）

- 用法二：由於北美地區氟化物之使用較為普遍，1994年美國之牙醫協會、小兒科學會及小兒牙科學會正擬議將補充劑之劑量作以下之改變。

飲水中含氟濃度 年齡（歲）	小於0.3~0.06ppm	大於0.3ppm	大於0.6ppm
0~6個月	0	0	0
6個月~3歲	0.25mgF/天	0	0
3歲~6歲	0.50mgF/天	0.25mgF/天	0
6歲~16歲	1.0mgF/天	0.50mgF/天	0

氟的安全性

微量的氟對牙齒絕對有益，但過量的氟則會產生中毒，包括急性中毒與慢性中毒。

急性中毒

單次吞食過量氟化物導致急性嘔吐、噁心等症狀可以Whitford 1987年建議之可能中毒劑量（Probably Toxic Dose, PTD）

5mgF/Kg為上限。若以20kg的小孩為例，其PTD為100mg，當使用1000ppm的含氟牙膏時，需100公克的牙膏（即一整條家庭號的牙膏）完全吞食才會達到這個劑量。因此以目前使用之氟化物不需過濾其安全性。

慢性中毒

長期攝取過量的氟素所致。在牙齒的慢性氟中毒即表現為氟斑齒，即牙釉質在形成的過程中受到過量氟之阻礙，造成在牙面上由小白點到凹陷

褐斑等程度不等缺陷。發生在門齒的部分，就會造成美觀上的困擾。其他身體方面則有骨性氟化。

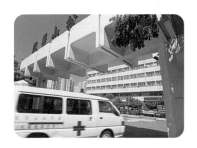

倘若不慎吞服氟化物，可以牛奶或含鋁/鎂之制酸劑減少氟之吸收，但大量吞服時必須立即送往醫院催吐及作進一步的處理。

注 意

使用氟補充劑時，若孩子吞服氟劑之前先將之在口水中慢慢溶解接觸已萌發之牙齒則可提供已萌出牙齒局部接觸氟素之機會，如此可在全身性作用之外增加局部性作用的功效。

正確觀念
認識牙齒
自我診斷
看醫生&用藥
飲食&保養
預防保健

6 正確刷牙與使用牙線

　　正確的刷牙與使用牙線是口腔保健的基本功夫，亦為預防口腔疾病的第一步，當作「牙齒美容」之前，學習如何正確刷牙與用牙線更是保障治療品質，維護成果的不二法門。

　　至於刷牙要用那一種方法，是口腔保健中爭議性的問題，事實上，什麼方法並不重要，因為不同的年齡、健康狀況、生理解剖特徵、有無接受治療（如矯正或牙周手術等）、是否配戴假牙、及各別的動機是否強烈等，在在均與選擇何種方法有關；換言之，牙醫師應考量病人選用何種刷牙方法最適合，因此不同牙刷及輔助工具均有助於對病人口腔清潔的維護，不同的刷牙方法亦能提供給不同需要的病人。

刷牙的目的

- 去除牙菌斑的形成。
- 清潔牙面之食物屑、牙垢及色素。
- 對於牙齦作適度的按摩。
- 將牙膏中所含之治療藥物（如氟化物）塗佈於牙面。

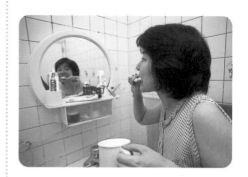

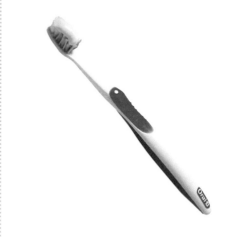

各種常用刷牙方法比較

刷牙方法	刷毛放置方式	刷牙動作	特徵及優缺點
貝氏刷牙法 （Bass method）	刷毛朝牙根尖接觸牙齦伸入牙齦溝內並與牙面呈45度角	微用力前後短距離顫動之	簡單易學、可清除牙齦溝、兼牙齦按摩效果
查特氏法 （Charter's method）	刷毛朝牙冠部，與牙表面呈45度角	小幅環形振動，朝牙根方向刷下	較難學習、可按摩牙齦、可清潔齒間
馮尼氏法 （Fones method）	刷毛與牙面呈90度角	頰側作大圓形運動，舌側水平前後運動	按摩牙齦、可清潔牙齦上菌斑。易學、避免傷害牙齦
生理刷牙法 （Smith-Bell method）	刷毛放置近牙冠處	由牙冠向牙齦弧形輕刷之	清潔牙齦上牙菌斑、齒間及牙縫未能清除
旋轉法 （Rolling method）	刷毛向牙根尖、與牙表面平行接觸牙齦輕壓之	朝牙冠作半旋轉刷下	易學習、清潔牙齦上菌斑、牙齦上菌斑、牙齦按摩、齦溝未清潔
史迪門氏法 （Stillman's method）	刷毛朝牙根尖呈45度角、放置牙齦與牙頸部	向牙冠部顫動半旋轉刷下	按摩牙齦、清潔齒間
溝內刷牙法 （Intrasulcular method）	刷毛朝根尖與牙面呈0~45度角，毛尖伸入牙齦溝	前後輕微運動或圓圈式運動，刷毛向咬合面半旋轉刷下	綜合貝氏及旋轉法點
橫擦法 （Horizontal scrub method）	刷毛與牙軸呈90度角接觸	往返橫刷或以紗布沾水橫擦之	牙齦按摩、牙齦上牙菌斑清除

正確 觀念

認識 牙齒

自我 診斷

看醫生& 用藥

飲食& 保養

預防 保健

貝氏刷牙法

是近代各種教科書中最被推廣
的方法，亦為中華牙醫學會、中華
民國社區牙醫學會、中華民國家庭
牙醫學會及中華民國牙醫師公會全
國聯合會建議之方法，台灣教育部
亦以此法作為主要之刷牙方法，每
年全國學童比賽皆以此法作為比賽
項目。

刷牙的功能與範圍
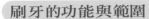

刷牙主要是清潔牙齒的唇面與
舌面，尤其是牙齒靠近牙齦處及咬
合面。刷牙時必須涵蓋一點牙齦才
能把牙面清乾淨，「涵蓋一點牙齦」
並不代表刷牙齦或按摩牙齦。只要
把牙菌斑除掉，牙齦自然會恢復健
康。

刷牙的操作

步驟1

正確握法是拇指前伸，比「讚」
的手勢。

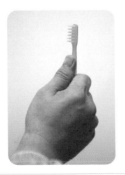

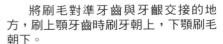

步驟2

將刷毛對準牙齒與牙齦交接的地
方，刷上顎牙齒時刷牙朝上，下顎刷毛
朝下。

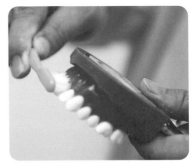

步驟3

刷毛與牙齒呈45~60度角，同時將
刷毛向牙齒輕壓，使刷毛略呈圓弧，刷
毛的側邊也與牙齒有相當大範圍的接
觸。

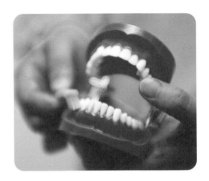

步驟 4

　　牙刷定位後，開始作短距離的水平運動，兩顆、兩顆牙前後來回約刷十次。

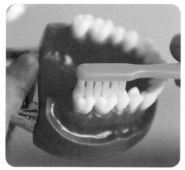

步驟 5

　　刷牙時張大嘴，看到上排右邊最後一顆牙。然後由右後方頰側開始，刷到左邊；然後左邊咬合面、左邊舌側再回到右邊舌側，然後右邊咬合面。如此循序的刷，便不會有遺漏。

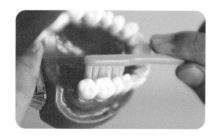

步驟 6

　　刷咬合面時，是兩顆、兩顆牙，來回地刷。

步驟 7

• 上顎後牙的舌側是較不易刷的地方，刷毛仍對準牙齒與牙齦的交接處，刷柄要貼近大門牙。

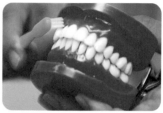

步驟 8

• 刷右邊右舌側時刷柄自然會朝向左邊，此時我們建議用左手刷右邊的後牙舌側，就順手多了。

步驟 9

• 刷後牙的頰側用同側手，即刷右邊頰側用右手，左邊頰側用左手。同時刷柄可撐開臉頰，以便利於觀察。

口　訣

刷牙右邊開始，右邊結束；刷頰側用同側手，刷舌側，用對側手。刷完上面的牙齒，再用同樣的原則與方法，刷下面的牙齒。

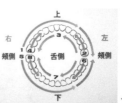
◀刷牙的順序

正確 觀念

認識 牙齒

自我 診斷

看醫生&用藥

飲食&保養

預防 保健

雙手操作牙線

牙線的清潔範圍與功能

- 牙齒的鄰接面因牙刷搆不到，因此我們得用牙線把鄰接面的牙菌斑「刮」下來。（牙齒唇面與舌面是靠牙刷而非牙線）
- 牙線固然也可把塞在牙縫的食物清出，但牙線主要是把牙齒的表面刮乾淨，而不是掏牙縫。

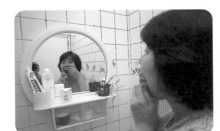

牙線的操作

步驟 1

截取約45公分長的牙線（約與手臂同長）。

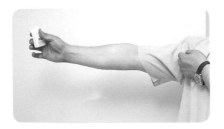

步驟 2

牙線的一端纏繞在一手的中指第二指節，約兩、三圈，可固定牙線即可。然後在距離約廿五公分的地方，再將牙線纏繞在另一手的中指第二指節上，同樣地，兩、三圈。如此一邊鬆一圈，一邊再繞一圈，便可輪流使用乾淨的區段。

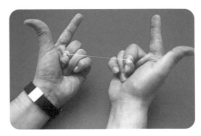

步驟 3

雙手的中指、無名指與小指握緊拳心，拇指與食指打直，如小孩玩槍狀。

步驟 4

此時，把手掌翻轉使掌心向外，二拇指向內互相接觸並使二拇指與二食指呈直角四方，看看可否把牙線繃緊。如果可以，牙線在中指間的長度就對了。如果不能，可再調整。

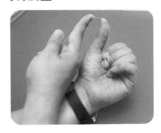

步驟 5

拇指比「讚」的手勢，食指朝上，一個手的拇指與另一手的食指一起繃緊牙線，且通過手指頭多肉的地方，使牙線在二手指頭間約一公分，同時此二手指為打直的，指甲對指甲。

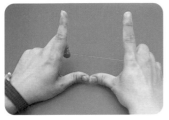

步驟 6

把牙線帶進牙縫，並沿牙齒滑進牙齒與牙齦交接的縫內，遇到自然的阻力為止。然後將牙線繃緊牙齒的面，並作上下運動刮牙齒的面，直到聽見「吱嘎」聲為止。

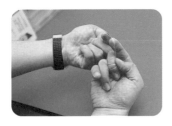

步驟 7

刮一邊的牙面後，再刮同一牙縫的另一個牙面。

步驟 8

牙線刮牙面時，要繃緊牙齒的面，且略成「C」形。使牙線的接觸面積能涵蓋整個鄰接面。

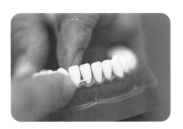

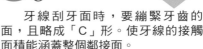

注 意

- 當開始練習牙線時，由正中大門牙開始，然後循序向後牙移動，直到最後一顆牙的最後一面為止，換句話說，由最容易得要領的前牙慢慢的往後牙移動。
- 操作右邊前牙區時，用右手拇指。左邊前牙區時，則用左手拇指，這樣比較順手。
- 當拇指與食指的搭配做到嘴角時，拇指便漸感不便。此時，可用食指來取代該拇指，即用兩食指的搭配，牙線在兩食指間保持1到2公分，一個食指在牙齒的內邊，另一食指在牙齒的外邊。並同時把臉頰撐開，這樣不但容易進入後牙區，且不傷害嘴角。
- 下顎的前方，仍為一拇指與一食指的搭配；此時食指調整為由上向下，其要領該食指手的手臂抬高。下顎的後牙區，與上顎一樣，用兩個食指的搭配。

正確觀念

認識牙齒

自我診斷

看醫生&用藥

飲食&保養

預防保健

如何挑選牙刷與牙線？

預

防

保

健

到目前為止，到底那一種牙刷最適合使用，尚未定論，1960年國際知名牙周病學者Greene即提出：「因為刷牙方法和牙刷的選擇取決於病人的口腔健康、技巧、喜好、能力與學習使用這些步驟的動機與熱忱」，因此牙刷等相關潔牙工具的選擇就有須綜合性的判斷，不過，從以前中外學者評估各式牙刷及國內消費者文教基金會於1992年測試93種成人及兒童牙刷結論顯示；雖然牙刷等潔牙器具，並無所謂標準或理想牙刷之確認，但只要符合病人個人需求與刷牙方法，其原則大致如下：牙刷長度與形狀適中，手握方便穩定且不妨害刷牙動作、以軟刷毛較佳、毛尖以打圓為宜、毛束不要過多或過密、材質安全無任何副作用、刷頭不可過大以免礙及後牙頰側之清潔等。

選擇牙刷的考慮要點

(刷頭大小)
小易伸入口腔內即可，且可操作自如，若是小孩則需更小。

(刷頭形狀)
任何形狀皆可，只要容易刷到牙齒死角即可。

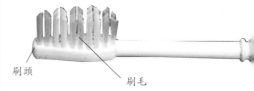

刷頭

刷毛

(刷毛排列)
直排3~4列，橫排6~8列，排列呈平頭優於波浪狀，以利伸入牙齦溝內。

(刷毛質地)
軟硬適中（如軟毛或中性）太硬易傷牙齦，太軟不易刷掉牙菌斑。

(刷毛形狀)
頂端是否有圓球設計，並沒有決定性因素。

正確 觀念

認識 牙齒

自我 診斷

看醫生& 用藥

飲食& 保養

預防 保健

（牙刷把柄）

　　任何設計皆可，只要方便操作與拿取即可。

（使用期限）

　　只要有刷毛外翻，就應換掉，牙刷為消耗品，壽命約1~2個月。

刷柄

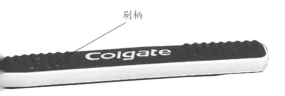

電動牙刷的選擇要點

（認清使用要領）

　　電動牙刷與傳統牙刷清潔效用差不多，主要差別在電動牙刷瞬間轉動次數是手動比不上的，可大幅降低潔牙時間，但使用電動牙刷之主要關鍵為需把刷毛擺對位置，才能有效去除牙菌斑。

- 刷頭適中，刷毛軟硬適中，轉速可調整之電動牙刷，但不能太快，會傷及牙齒。
- 市面上出售之「音波牙刷」，其高頻率音波震動與傳統電動牙刷振動不同，號稱震波可達刷毛外2mm深入牙齦溝，但其前提仍是需將刷毛放置正確的牙齒表面上才有效。

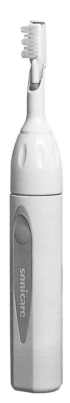

▲輔助器具可以幫忙清潔牙齒，重點在刷牙方法而非使用何種電動牙刷。

選擇牙線的考慮要點

材質

　　無臘牙線、含臘牙線、超級牙線、尼龍絲、集束無臘牙線、牙條等。

- 無臘牙線由於較細而易通過牙鄰接面之接觸點，使用時較方便舒適，並且尼龍絲易分開而與牙鄰接面較廣，由於無臘其纖維對牙菌斑之吸附力增強；無臘牙線對牙列過擁擠、牙結石過厚、及填補復形體突出時易被卡住或撕（斷）裂。

- 含臘牙條當通過牙鄰接面時呈扁平狀，故亦可用作打磨之清潔工具。

- 超級牙線一端較硬，另一端為無臘或絲質牙線，可藉硬的一端穿過牙橋或接觸點下來清除牙菌斑。

- 有味牙線：某些含臘或無臘之牙線可浸泡於薄荷、肉桂、鹿蹄草溶液中，增加使用者的喜愛。

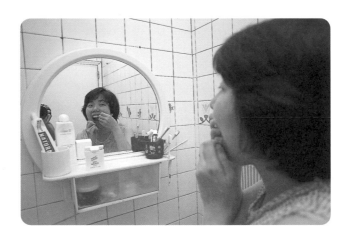

 牙線為潔牙必備工具

牙線是目前除牙刷外，使用最廣、對牙齒鄰接面潔牙效果最佳的工具，在對口腔保健推廣上具有重要的意義，甚至將牙刷與牙線之使用列為制式的潔牙必備工具。

市面上設計與包裝

無臘牙線、含臘牙線、超級牙線、尼龍絲、集束無臘牙線、牙條等。

◆ 線圈式

為傳統之牙線，在操作上應有一定的訓練，手部肌肉應有良好的默契，操作純熟時可達甚高的成效。

◆ 特別式

為特殊之牙線，如超級牙線、含臘牙條、或五味牙線等，由於不便做成線圈式或短弓式，只有以成束包裝。

◆ 改良式

為改良型設計，一端呈弓型、另一端則作成各型式牙籤，此種牙線對外出者較方便，但不易徹底清除牙鄰接面牙菌斑。

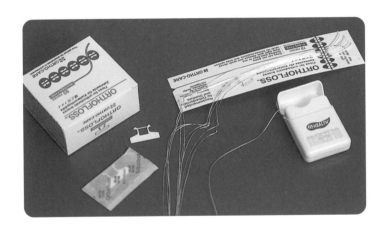

相關的研究

牙線應具有以下功能：
- 可清除牙鄰接面與牙齦乳突部分之菌斑與食物屑。
- 可打磨牙菌斑去除後之牙鄰接面。
- 可按摩牙齦乳突。
- 可測試是否有牙齦下結石、突出之復形或贗復體、以及鄰接面之齲齒。
- 提升口腔衛生品質並除去口臭。

正確觀念
認識牙齒
自我診斷
看醫生&用藥
飲食&保護
預防保健

如何挑選牙膏與漱口水？

口腔保健中，除了牙刷與牙線等基本工具外，尚可用相關口腔清潔用品（包括：牙膏、牙粉、漱口水等）來輔助潔牙，牙膏大約於1940年代問世，最初係以鉛皮包裝，但由於二次世界大戰中金屬材料嚴重缺乏而改以塑膠替代，如此反而成就了安全、經濟、易擠、耐磨之良好特性。牙膏之各種成分與比率決定牙膏之作用，包含打磨劑、潤濕劑、固形劑、起泡劑等等。

牙粉之使用較牙膏之使用更早，如在古羅馬時代之將浮石（碳酸鈣）研磨成粉末來潔牙，在民間亦有以炭末、細鹽等用作口腔清潔之用品，牙粉之成分中除水、結合劑與潤濕劑外，可說與牙膏相同，由於攜帶方便、易於保存之緣故，牙粉在口腔清潔用品上，提供另一種選擇。

牙膏組成與成分

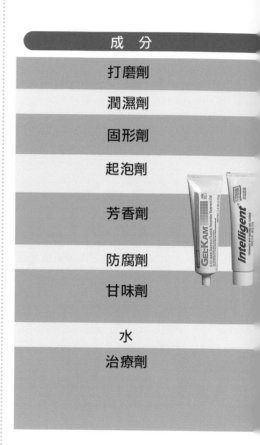

成　分
打磨劑
潤濕劑
固形劑
起泡劑
芳香劑
防腐劑
甘味劑
水
治療劑

正確觀念

認識牙齒

自我診斷

看醫生&用藥

飲食&保養

預防保健

作用與功能	百分比%
去除牙之色素、白斑、食屑及牙菌斑等物質。	20-40
保持牙膏濕潤以維持化學及物理性質之穩定性。	20-40
可增加各種混合物之一致性及穩定。	2
降低牙齒表面張力並鬆弛牙菌斑之表面附著力，使浮化及浮而易於清除。	1-2
增進嗅覺之感受，一般以薄荷、鹿蹄草、肉桂、大茴香等所製成。	2
抑制牙膏中細菌等微生物之滋生。	≦1
可提升牙膏之口感與喜愛，其材料包括甘油、山梨醇、糖精、花果或中藥材等。	20-40
維持牙膏成分之穩定。	2
將有治療作用之藥物加入牙膏中，使具有預防或治療牙齒與口腔疾病之功效者，過去曾有含葉綠素之牙膏、含抗生素之牙膏、含氨之牙膏、含酶抑制之牙膏等。目前則以含抗敏感牙膏、含氟牙膏及含中藥成分為主。	2

選擇牙膏要點

　　每一種牙膏都有其廠商標榜的功用，這些功能都反應在治療劑添加物上，因此看目的選擇牙膏，如要防止蛀牙，則選擇含氟牙膏，若防止牙齒酸軟敏感，則選擇防敏感牙膏，這些選擇最好由牙醫師建議使用之，有些特殊牙膏不適合長期使用。

市面上常見之牙膏種類

◆ 含氟化物牙膏

　　含Sodium fluoride（NaF），Stannous fluoride（SnF2）或Monofluoro phosphate（MFP2）牙膏都屬含氟化物牙膏，氟化物含量大約500ppm（百萬分之一），能有效地防止蛀牙。

◆ 防敏感牙膏

　　這類牙膏能封閉牙齒象牙質內的微細管道，減低牙齒敏感的程度。不同牌子含不同的化學成分，例如Potassium Nitrate,Strontium Chloride或Hydroxyapaptite。由於防敏感牙膏不能代替普通牙膏長期使用，使用前應先徵詢牙醫師的意見。

◆ 防牙石牙膏

　　這類牙膏能妨礙牙垢鈣化，從而減低牙石形成的速度，主要成分有Pyrophos phate或Zine Citrate。

◆ 酵素牙膏

　　這類牙膏內含多種天然酵素，可促進唾夜分泌，分解食物殘留及牙齒表面的牙菌斑，抑制細菌生長，恢復口腔生態平衡，可防止蛀牙、牙周病、消除口臭、促進口腔潰瘍癒合等多種功能。市面上的主要產品為因特力淨酵素牙膏（Intelligent）。

◆ 美白牙膏

　　這類牙膏含比較粗糙的微粒，作用是磨去牙齒表面的牙漬，從而得到漂白牙齒的效果。不過長期使用這些牙膏會令牙齒表面粗糙，最終令牙漬更容易沈積在牙齒上。

醫師的叮嚀

除了牙刷與牙線，沒有一種牙膏或漱口水，可長期使用而殺菌或移除牙菌斑。有些產品的確有消滅牙菌斑的成分存在，但是當它的濃度達到足以有殺菌效果時，也同時會對口腔的內膜組織造成傷害。即使有某些成分能抑制牙菌斑繁殖或活性，也只有短暫的效果，等時間一過，那些仍舊存在的牙菌斑就又開始活躍起來。

漱口水組成與成分

漱口水為一種液態口腔清潔劑，具有清潔、美容及治療之功效。其主要成分包含：水、酒精、香精、甘味劑、抗菌劑、收斂劑、乳化劑及治療劑等。水佔之比率約佔99%；酒精可協助香精與水不易溶解之物質；乳化劑以聚氧化乙稀去除污物並減少表面張力使其他成分穩定；抗菌劑可用硼酸、安息香醇、石碳酸化合物等；治療劑則常用氟化物、過氧化物、次氯酸鈉、chlorhexidine以降低牙齦炎、牙周炎、牙菌斑與牙結石之形成。

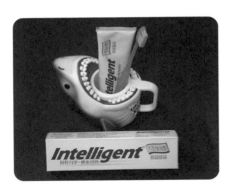

選擇漱口水要點

- 看目的來選擇具防蛀牙或防牙周病之漱口水，前者主成分為氟，（詳見第 140~143 頁）後者主成分為chlorhexidene，具有抑制牙菌斑的繁殖，所以當口腔手術後，不方便刷牙時，可暫時用之。

- 漱口水無法取代刷牙，去除牙菌斑，只有用機械性的刷牙或使用牙線。

- 需在牙醫師指示下使用，勿長期使用，如長期含chlorhexidine的漱口水，會使牙齒表面變色、舌頭味蕾改變。

正確觀念

認識牙齒

自我診斷

看醫生&用藥

飲食&保養

預防保健

相關的資訊

漱口水雖具有清潔、美容與治療之功效，但仍無法取代牙刷、牙膏及牙線之打磨去污的作用，僅作為輔助性潔牙與特殊治療之需。

6 多久應該看牙醫？

　　當接受「牙齒美容」後，必須每隔半年回診檢查，就如同汽車每經一定的行程數後，需回廠維修的道理一樣，倘若有問題時能及早發現，及早修復，保障治療品質，延長使用壽命。

　　在作牙齒美容的過程中，由於項目內容不同，看牙的頻率亦不同，如牙齒矯正治療，每隔2~4週看牙乙次，並作調整，而假牙修復則安排每週1~2次最適當，且要看有些假牙的製作時間，一般牙齒治療皆能維持一週至少一次看診，最好不要超過兩次，以減少看牙壓力。

回診之間隔與檢查項目

項　目
齒列矯正
牙齒美白
瓷牙製作
活動假牙製作
人工植牙
牙周手術
牙齒填補
陶瓷貼片

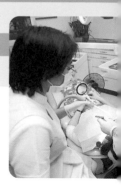

回診檢查重點	間　隔
牙齒有無異位、咬合有無正常、上下前牙關係…	6個月
牙齒顏色有無變深、飲食習慣、口腔衛生…	6個月
瓷牙有無斷裂、瓷牙邊緣牙周狀況、口腔衛生…	6個月
牙周有無潰瘍、壓痛點、假牙有無變形…	6個月
牙周組織有無發炎、牙體有無斷裂…	6個月
牙周傷口癒合、口腔衛生維護…	6個月
填補物有無脫落、變色、邊緣有無蛀牙…	6個月
有無斷裂、脫落或蛀牙、口腔衛生…	6個月

正確 觀念

認識 牙齒

自我 診斷

看醫生&用藥

飲食&保養

預防 保健

定期檢查牙齒

看牙醫並非一定要牙齒痛或牙齒有問題時
才去，為了牙齒的健康，最好每隔半年或
一年就到醫院檢查牙齒，定期的檢查可以
避免蛀牙、牙周病等慢性的問題，並且能
確保牙齒美容的效果。

Dr. Me 健康系列 87X

YES! 我把牙齒 修訂版
變白、變美、變健康了！

作　　者／ 鄭信忠
選　　書／ 林小鈴
責任編輯／ 潘玉女
特約主編／ 謝詠涵

行銷經理／ 王維君
業務經理／ 羅越華
總 編 輯／ 林小鈴
發 行 人／ 何飛鵬
出　　版／ 原水文化
　　　　　 台北市民生東路二段 141 號 8 樓
　　　　　 電話：（02）2500-7008　　傳真：（02）2502-7676
　　　　　 E-mail：H2O@cite.com.tw　部落格：http://citeh2o.pixnet.net/blog/
發　　行／ 英屬蓋曼群島商家庭傳媒股份有限公司城邦分公司
　　　　　 台北市中山區民生東路二段 141 號 11 樓
　　　　　 書虫客服服務專線：02-25007718；25007719
　　　　　 24 小時傳真專線：02-25001990；25001991
　　　　　 服務時間：週一至週五上午 09:30 ～ 12:00；下午 13:30 ～ 17:00
　　　　　 讀者服務信箱：service@readingclub.com.tw
劃撥帳號／ 19863813；戶名：書虫股份有限公司
香港發行／ 城邦（香港）出版集團有限公司
　　　　　 香港灣仔駱克道 193 號東超商業中心 1 樓
　　　　　 電話：(852)2508-6231　傳真：(852)2578-9337
　　　　　 電郵：hkcite@biznetvigator.com
馬新發行／ 城邦（馬新）出版集團
　　　　　 41, Jalan Radin Anum, Bandar Baru Sri Petaling,
　　　　　 57000 Kuala Lumpur, Malaysia.
　　　　　 電話：(603) 90563833　傳真：(603) 90576622
　　　　　 電郵：service@cite.my

封面攝影／ 鍾君賢
攝影編輯／ 朱英、謝文創
內頁美編／ 周淑惠
製版印刷／ 卡樂彩色製版印刷有限公司
初　　版／ 2006 年 11 月 20 日
修訂一版／ 2015 年 3 月 10 日
修訂一版2.5刷／ 2023 年 5 月 2 日
定　　價／ 280 元
ISBN／ 978-986-7069-22-1
EAN／ 471-770-208-953-5

國家圖書館出版品預行編目資料

YES！我把牙齒變白、變美、變健康了！/
鄭信忠著 . - 修訂一版 . -- 臺北市：原水文化出版：
家庭傳媒城邦分公司發行 , 2006〔民 95〕
面；公分 . --（Dr.Me 健康系列；HD0087）
ISBN 978-986-7069-22-1（平裝）
1. 牙齒　2. 牙科
416.9　　　　　　　　　　　　　　95020590

城邦讀書花園
www.cite.com.tw